舌诊全息论

全息论

宋维江　宋昱娇 —— 主编

化学工业出版社

·北京·

内容简介

本书作者为世界中医药学会联合会舌象专业研究委员会理事，有丰富的舌诊经验积累。本书将传统的三焦分区和舌上背面主导的舌诊理论，分化为舌上背面和舌下腹面、三分九区脏腑分法，以及舌象要素的具体精准量化指标。有一定的创新性，形成了具有独到见解的、容纳多学科、涵盖多层次的全息舌诊，是传统望舌诊病内容的拓展和补充。本书适合中医学生、中医师阅读参考。

图书在版编目（CIP）数据

舌诊全息论 / 宋维江，宋昱娇主编. —北京：化学工业出版社，2022.5（2025.3 重印）
ISBN 978-7-122-41058-0

Ⅰ.①舌…　Ⅱ.①宋…②宋…　Ⅲ.①舌诊　Ⅳ.① R241.25

中国版本图书馆 CIP 数据核字（2022）第 048197 号

责任编辑：戴小玲　　　　　　　　　　文字编辑：翟　珂　陈小滔
责任校对：宋　夏　　　　　　　　　　装帧设计：史利平

出版发行：化学工业出版社（北京市东城区青年湖南街13号　邮政编码100011）
印　　装：北京华联印刷有限公司
710mm×1000mm　1/16　印张9¾　字数191千字　2025年3月北京第1版第4次印刷

购书咨询：010-64518888　　　　　　售后服务：010-64518899
网　　址：http://www.cip.com.cn

凡购买本书，如有缺损质量问题，本社销售中心负责调换。

定　　价：68.00元

前　言

笔者有着 30 余年的中医妇科和心脑科工作经历。在日常中医诊疗过程中，发现收集患者临床资料的客观体征指标在辨证论治体系中很重要，如遇到小儿和意识障碍患者，或者患者不能明确诉说其患病的具体情况，此时患者大部分临床资料都需要靠其陪同人间接获得。而通过这种途径获得的病情资料或多或少与其实际情况存在偏差，于是笔者逐渐形成了依靠客观体征作为证据进行中医辨证的认识。舌象作为客观体征的重要来源，既可以显示人群的体质和个性的基本特征，也可以表征疾病的病因病机及疾病的发生、发展过程，为指导临床辨证论治、理法方药的运用和预防调护提供客观依据。舌象在中医辨证论治体系中的重要地位，促使笔者在临床工作中十分重视舌诊的学习、研究和应用。

临证工作中，笔者"识舌""审舌"能力的练就，主要靠两个方面。其一是熟读并祥记有舌象的古今医案，反复体会医案中记述的病机并牢记舌象的具体性指标；其二，笔者将以上体悟到的舌象特征，反复在临证中验证，发现不足，总结并提高。这样，笔者对舌象和舌诊有了自己的认识，将传统的三焦分区和舌上背面主导的舌诊理论，分化为舌上背面和舌下腹面、三分九区脏腑分法，以及舌象要素的具体精准量化指标等。依据系统理论和中医辨证论治体系理论对临证时体察出的各种舌象要素进行分析和归纳，辨析出疾病的病因病机和辨治、施护原则。笔者通过对舌诊的多年研究和应用，并适当吸纳了现代舌诊的研究成果，逐渐形成了具有独到见解、容纳多学科、涵盖多层次的全息舌诊体系。此体系遵循系统论的基本特性及基本规律，运用中医学、认知心理学、现代信息学理论和物理学基本原理，融合古今和笔者舌诊研究成果，揭示舌诊系统所包含的基本舌象要素的物理特性、认知方法及要素间的关系，旨在为辨证论治提供不同层次的客观依据。

书中笔者将传统舌诊理论与现代舌诊研究相结合，采用现代医学疾病的规范名称，论述了五脏六腑和具体西医脏器在舌之背腹面的特异性体征的关系，详细定位、定性的理论论证，以及其在临床中实践循证应用，并提出了八纲、舌象要素及舌纹指标的具体实用指标，故此书重在提升诊断辨识能力，可帮助中医师提高临床实践能力，对及时筛查疾病和生活保健干预指导等有较高的应用价值。

舌诊全息论是当前舌诊研究领域中的一个开拓性体系。新事物和理论的出现必定存在不足，如舌象要素的进一步量化、数字化、分化；分析原则的进一步归纳；正常舌象现代化标准的确定等。因此笔者希望读者指正和提出宝贵建议，使舌诊全息理论更实用、更充实、更精准、更全面。

《舌诊全息论》的出版得到了化学工业出版社的大力支持，在此衷心感谢！

宋维江

目 录

第三章　全息舌诊

第四章　舌下腹面五脏九分区法

第五章　临证中全息舌诊的运用

第六章　临床医案

附录A　全息舌诊报告单

附录B　望舌苔歌诀

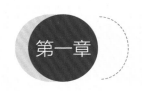

第一章　舌的解剖结构与主要功能

第一节　舌的解剖结构

　　舌是口腔（图 1-1）底部向口腔内突起的器官，由平滑肌组成。起感受味觉和辅助进食的作用，人类的舌还是发音的重要器官。人类全身上下，最强韧有力的肌肉就是舌头。舌是口腔中一个重要的肌性器官，它附着于口腔底、下颌骨，舌骨呈扁平而长形。舌的上面称舌背，下面称舌底，舌背又分为舌体与舌根两部分，以界沟为分界。伸舌时一般只能看到舌体，它是中医舌诊的主要部位。习惯上将舌体的前

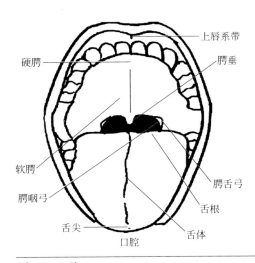

图 1-1　口腔

端称为舌尖；舌体的中部称为舌中；舌体的后部、人字形界沟之前称为舌根；舌两边称为舌边。舌体的正中有一条纵行沟纹，称为舌正中沟。舌是由表面的黏膜和深部的舌肌组成，舌肌由纵行、横行及垂直走行的骨骼肌纤维束交织构成。黏膜由复层扁平上皮与固有层组成。舌根部黏膜内有许多淋巴小结，构成舌扁桃体。舌背部黏膜形成许多乳头状隆起，称舌乳头。

一、舌上背面区

舌上面（舌背）：以界沟为界，分为舌前 2/3 和舌后 1/3。舌上背面见图 1-2。舌前 2/3 又称为舌体，舌后 1/3 称为舌根。舌前 2/3 分布有四种舌乳头：

（1）丝状乳头　数量多，分布于舌体上面，司一般感觉。
（2）菌状乳头　散在分布于丝状乳头之间，司味觉。
（3）轮廓乳头　一般为 7～9 个，排列于界沟前方，司味觉。
（4）叶状乳头　为 5～8 条并列皱襞，位于舌侧缘后部，司味觉。

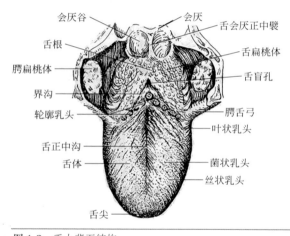

图 1-2　舌上背面结构

二、舌下腹面区

舌下面腹区黏膜平滑，与舌下区黏膜相延续，并在中线形成舌系带。舌系带两侧各有一条黏膜皱襞，称为伞襞。舌系带两侧的口底黏膜上各有一小突起，称为舌下肉阜，为下颌下腺导管及舌下腺大管的共同开口。舌下肉阜两侧各有一条向后外斜行的舌下襞，为舌下腺小管的开口部位。肌层有舌内肌和舌外肌。舌内肌是舌上纵肌、舌下纵肌、舌横肌及舌垂直肌，收缩时改变舌的形态。舌外肌分别是颏舌肌、舌骨舌肌、茎突舌肌及腭舌肌，收缩时改变舌的位置。

1. 舌下腹面区的边界

舌下腹面区位于舌和口底黏膜之下，下颌舌骨肌和舌骨舌肌之上。前界及两侧界为下颌体的内侧面，后部止于舌根。

2. 舌下腹面区的内容

正常人体舌下腹面简约解剖示意见图1-3。正常人体舌下腹面图示见图1-4。

（1）舌下腺及下颌下腺深部　舌下腺前端与对侧舌下腺相接，后端与下颌下腺深部相邻，外侧为下颌骨的舌下腺窝。

（2）下颌下腺导管及舌神经　舌神经自外上钩绕下颌下腺导管，经导管下方而转至其内侧和上方。

（3）舌下神经及其伴行静脉　舌下神经越过舌骨舌肌浅面，发出分支分布于舌外诸肌，在舌骨舌肌前缘深入舌内，分布于舌内诸肌。

（4）舌下动脉　行于舌下腺与颏舌肌、颏舌骨肌之间，在舌下区前部黏膜下与对侧同名动脉吻合。

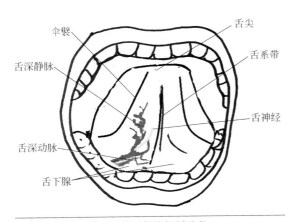

图 1-3　正常人体舌下腹面简约解剖示意

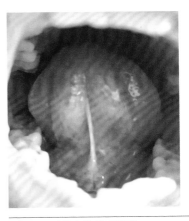

图 1-4　正常人体舌下腹面

第二节　舌的主要功能

舌的主要功能是辨别滋味，调节声音，搅拌食物，协助吞咽。舌体之所以能使口腔发出丰富多彩的声音，是因为舌体本身具有特殊的组织结构。

舌实际上是一肌肉组织。除了在它周围有许多条肌肉韧带附着以外，它本身主要有舌纵肌、舌横肌和垂直肌，这些肌纤维形成束状，纵横交错，短长不一，在舌下神经的支配下，各条肌肉收缩或舒张时可使舌体做出伸长、变窄、卷起等一系列复杂的动作，从而形成人类丰富多彩的语言、语音世界。而一旦这些肌肉有损伤、炎症、肿瘤占位或支配它运动的舌下神经麻痹时，都会出现不同程度的语言、语音障碍。

另外，舌还有感知味觉、搅拌食物、参与咀嚼活动等功能，舌体表层特别是舌前 2/3 部位，有许多的乳头，乳头中含有小的味蕾，正是这些小味蕾的作用，才使人类品尝到了酸、甜、苦、辣、咸、涩的滋味，当然，支配舌前 2/3 感觉的舌神经如果受损时，味觉也随之消失。

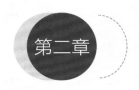

第二章　全息理论与中医

第一节　全息理论概要

一、全息的概念

全息是特指一种技术，可以让从物体发射的衍射光能够被重现，其位置和大小同之前一模一样。从不同的位置观测此物体，其显示的像也会变化。因此，这种技术拍下来的照片是三维的。全息这项技术不仅可以被用于光学储存、重现，同时还可以用来处理信息。虽然全息技术已经广泛用于显示静态三维图片，但是使用三维体全息仍然不能任意地显示物体。

量子力学理论认为：不管两个粒子（有共同来源）距离多么遥远，只要一个粒子发生变化，就会立即影响到另外一个粒子，这就是量子纠缠。准确来说，所谓量子纠缠指的是两个或多个量子系统之间存在非定域、非经典的强关联。量子纠缠涉及实在性、定域性、隐变量以及测量理论等量子力学的基本问题，并在量子计算和量子通信的研究中起着重要的作用，同样也可以解释生物全息理论中局部与整体的生物全息胚理论及单卵孪生子之间的心灵感应现象等。

二、生物全息论简介

生物全息现象是指无论是能直接看见的，或是不能直接看见的，每个生物体的每个具有生命功能又相对独立的局部，包含了其生命的整体全部信息的现象，这是一种普遍的规律，也叫生物的全息性。

生物全息，基于以小窥大的中医整体观，嫁接全息照相的全息概念，来说明生物体每一相对独立的部分为整体比例的缩小。张颖清教授，于1981年在《自然》杂志发表了他的成名之作《生物全息律》。这个理论认为，每个生物体的每个具有生命功能又相对独立的局部（又称全息元），包括了整体的全部信息。全息元在一定程度上可以说是整体的缩影，如人体上肢肱骨（上臂骨）、前臂骨、五块掌骨和下肢的股骨、小腿骨等都是全息元，都是人体的一个缩影。

1985年，张颖清发现了生物全息律，并提出了生物全息胚学说。认为，一个生物体各个不同的结构和功能单位，例如，动物的头、颈、节肢，植物的叶、枝、花瓣等，在本质上都是同一种东西即全息胚，均含有生物整体的全部信息，也可以说是特化了的胚胎。把一条蚯蚓切成两段，可以长成两条蚯蚓就是这个道理。

中国著名生物学家贝时璋教授认为，在科学上理解生物全息要高度注意如下几点。

（1）全息元　生物体的每一个具有生命功能又相对独立的部分，叫作全息元。它与肌体有相对明显的边界，构成整体的全息元，分属于不同层次。大全息元中可以再包含着小的全息元。全息元的级数越高，与整体的联系越密切。

（2）全息的含义　生物体每一相对独立的部分，在化学组成的模式上与整体相同，是整体的成比例的缩小。

（3）全息胚　是作为生物体组成部分的、处于某个发育阶段的特化的胚胎，一个生物体是由处于不同发育阶段的、具有不同特化程度的多重全息胚组成的。这样就给出了一个全新的生物整体观，使人们对生物体的认识，发生根本性的和观念性的改变。

（4）细胞全能性　张颖清在全息生物学中提出了"哺乳动物的体细胞具有全能性即发育成新个体的潜在能力"的理论。

综上所述，细胞全能性，其实就是中医整体思维的现代版。

例如，1902年，Gottlieb Haberlandt提出了植物细胞全能性的理论，并指出，植物细胞保持着向完整植株发育的潜在能力。1958年，F. C. Steward，终于在人工条件下，用胡萝卜根部的细胞培育出了新植株，证明了这种假说。在这一理论的感召下，世界科学家纷纷用体细胞繁殖新植株。

1997年，英国科学家维尔穆特，受细胞全能性理论的指导，成功完成了一个可被载入史册的实验，即用体细胞克隆了多莉羊。这个实验揭开了人类用体细胞克隆动物的序幕，从而也证实了张颖清理论的先见性。

生命全息律，说明了由同源、精源演化的生命体或每一相对独立的全息元，全息对应。部分与部分全息；部分与整体全息。这里的全息，可理解为生物学特性分布的一一对应。它是信息层次上的全等，而不是物质层面上的全等。

全息生物学是研究全息胚生命现象的科学，是生物学的一个重要分支。全息学说认为，每一个机体包括成体都是由若干全息胚组成的。任何一个全息胚都是机体的一个独立的功能和结构单位；或者说，机体的一个相对完整而独立的部分，就是一个全息胚。在每个全息胚内部镶嵌着机体各种器官或部位的对应点，或者全息胚上可以勾画出机体各器官或部位的定位图谱。全息胚犹如整体的缩影。这些对应点分别代表着相应的器官或部位，甚至可以把它们看作是处于滞育状态的器官或部位。在全息内，各个对应点有不同的生物学特性，但是每一个对应点的特性都与其对应器官或部位的生物学特性相似。也可以把全息胚看作是处于某种滞育阶段的胚胎。因此，全息胚不仅含有全身的遗传信息和生理信息，而且在病理条件下，全身或局部的病理信息，也相应地出现在全息胚或其对应点内。因此可以说，足是一个全息胚，它包含有人体各器官或部位的定位图谱，即反射区分布图。因此，按摩、针刺反射区可以查出病症，调节和改善各器官系统功能活动，收到增强体质、提高智力、健美抗衰的功效。

而全息先兆指人体每一个局部皆为全身的缩影，因此每一个局部都是一个小小的荧光屏，从中可以窥视五脏信息。

第二节　中医全息医学

人体是一个小宇宙，人体亦存在着全息。每一个局部皆为全身的缩影。生物全息理论认为，人体体表是一张由众多全息场重叠而成的巨大全息片。

下面我们可以从《黄帝内经》之天人合一、经络脏象对应理论来讨论机体内外和阴阳关系中的全息理论验证和脏腑全息先兆（眼、耳、舌、手、足、脉）。

在《黄帝内经》的文献研究中，有关脏腑信息对应医学理论的论述已有系统研究及相关成果。认为中医是用具有中国特色的人文方法实现科学精神的经验知识体系，其实现代科学精神的方法主要是哲学演绎法和类比推理法，是生活经验和临床经验的积累。而这些方法的核心是融汇着中国古代人们生活生态环境和社会文化背景的人文精神境界。体现了鲜明的医学科学精神，如理性精神、无神论、求实精神和求索精神。

如在《黄帝内经》中曰："夫自古通天者生之本，本于阴阳。天地之间，六合之内，其气九州岛、九窍、五藏、十二节，皆通乎天气。其生五，其气三""故圣人传精神，服天气，而通神明""五藏应四时，各有收受""天有四时五行，以生长收藏，以生寒暑燥湿风。人有五藏，化五气，以生喜怒悲忧恐""故天有精，地有形，天有八纪，地有五里，故能为万物之父母。清阳上天，浊阴归地，是故天地之动静，神明为之纲纪，故能以生长收藏，终而复始。惟贤人上配天以养头，下象地以养足，中傍人事以养五藏。天气通于肺，地气通于嗌，风气通于肝，雷气通于心，谷气通于脾，雨气通于肾。六经为川，肠胃为海，九窍为水注之气。以天地为之阴阳，阳之汗，以天地之雨名之；阳之气，以天地之疾风名之。暴气象雷，逆气象阳。故治不法天之纪，不用地之理，则灾害至矣。"

《黄帝内经》中诸如天人相应的论述还有很多，我们从中不难看出人体十二经络、五脏六腑、奇经八脉、五官九窍、肢体百骸、三焦腠理、卫气营血等随时随地都和大自然的混然元气息息相通、互相照应，有规律、有节奏地进行着物质的运动和变化。人体能量场与天地万物能量场交融交感，则天地万物之信息与人体信息交融的同时，天地万物的信息必然存在于人体之中。人食五谷杂粮，则植物的生命信息必将存在于人体内；人食动物之体，则动物的生命信息也必将存在于人体之中。另外，人也是自然发展变化的产物，自然发展变化的相关信息必同时存在于构成人体的物质之中，生命的全息性也就成了必然的结果。

中医诊断学之四诊更是脏象全息理论的集成，例如《内经》早就论述了望诊之缩影理论，详载了颜面-内脏相关学说。如《灵枢·五色》记载："庭者，首面也。阙上者，咽喉也。阙中者，肺也。下极者，心也。直下者，肝也。肝左者，胆也。下者，脾也。方上者，胃也。中央者，大肠也。挟大肠者，肾也。当肾者，脐也。面王以上者，小肠也。面王以下者，膀胱子处也。"说明五脏之气，皆可阅候于面，揭示了面部为全身内脏的缩影。除面部外，人体的耳、眼、鼻、手、足、腹、背等等，在这些局部皆可观察全身变化的信息，甚至鼻腔和咽腔壁亦分布有反映特定整体部位的一些区域。

色味先兆亦有全息内容，颜色和脏腑之间，同样有特定关系，如《素问·五藏生成论》曰："色味当五脏，白当肺，辛；赤当心，苦；青当肝，酸；黄当脾，甘；黑当肾，咸；故白当皮，赤当脉，青当筋，黄当肉，黑当骨。"

闻诊之音声亦有全息内容，音声和脏腑有着特定关系，如角音应肝，徵音应心，宫音应脾，商音应肺，羽音应肾。肝在声为呼，心在声为笑，脾在声为歌，肺在声为哭，肾在声为呻。

总之，每一个脏既是一个小系统，又是整体脏腑大系统的全息。全息的实质，实际上是揭示了局部和整体的关系，人体的各相对独立的部分都是整体的一个缩影。局部可以集中整体的功能，如《灵枢·大惑论》说："五脏六腑之精气，皆上注于目。"故局部存在整体信息是有其物质基础的。许多局部构成一个整体，由于物质结构上的整体性，因此功能上也就为整体统一性，这样通过诊查局部便可窥视整体，如《灵枢·外揣》曰："远者，司外揣内，近者，司内揣外。"《灵枢·师传》曰："鼻隧以长，以候大肠；唇厚、人中长，以候小肠；目下果大，其胆乃横。"故每一个小局部都包含着五脏信息。整体在每一个局部都有相应反映区域，全息理论说明躯体各部位与脏腑之间皆有特定的相应关系。

此外，不仅体表五官具有内脏全息缩影的特点，体内每一脏器亦都具有全息特性，如五神藏理论，虽然心主藏神，但实际上每一个脏器都藏神，都有神的全息，神有异常，每一个脏器都可反映出来。就是说人体不仅具有解剖全息，而且还具有生理全息。有生理全息就必然存在病理全息，生理与病理是根本与枝叶的关系。

所谓病理全息，即指人体局部和整体之间存在着病理信息的互通，就是说某一局部有病变，在整体可以有信息存在，同样整体有病，其信息可以反映于局部，因此病理全息理论是先兆证产生的基础。

简言之，全息的实质是内外关系的体现，人体内部脏器在外部均有特定对应关系，而且特异性极强，不仅在部位上相对应，在疾病发展变化趋势上也是相应的。《灵枢·五色》曰："色从外部走内部者，其病从外走内；其色从内走外者，其病从内走外。"正如希波格拉底氏所言："在身体的最大部分中所存在的，也同样存在于最小部分中……这个最小部分本身具有一切部分，而这些部分是相互关联的，能把一切变化传给其它部分。"希氏认为：人体即使很小部分的损害，全身都会共感苦痛，因此哪怕是最微小的病变，在人体相应部分亦会获得信息。以上说明，病理全息和生理全息密切相关，生理全息是病理全息的基础。

全息与先兆的密切关系，从全息诊也可进行反推。全息诊证实了人体存在着病理全息先兆，如耳、面、眼、手、足……皆具有病理全息先兆，病理全息先兆对潜证匿病具有重要的早期预报意义。如全息诊对癌肿的诊断具有独特的意义。人体各个部分都具有癌的全息诊意义，在中医辨识体系里其指标尤以舌、耳、目为突出。

《灵枢·大惑论》记载："目者，心之使也。""五脏六腑之精气，皆上注于目而为之精。"中医认为，眼睛的特定部位和人体的脏腑有着密切联系，对人体内的一般疾病的诊断有着重要价值。中医将眼的不同部位分属于五脏，也就是后代医家沿用的五轮学说，即两眦血络属心（血轮），白珠属肺（气轮）；黑珠属肝（风轮）；瞳仁属肾（水轮）；眼睑属脾（肉轮）。因此根据眼睛不同部位的颜色和形态的变化，可以诊察不同的疾病。即目是人体的窗口，通过目全息可以在脏器及组织相应部位预测疾病，尤以人体五脏最能集中反映于目。若眼球结膜血管色泽青紫，或静脉迂曲、怒张可为脏器有病变的征兆，眼球结膜上部血管位置走向异常，或色泽青紫、螺旋式扩张，则可能为内分泌和消化系统疾病的预报，可以是糖尿病、三高症、消化道肿瘤等。

耳与脏腑的关系密切。五脏之中，耳与肾、心的关系最为密切。耳为肾所主，肾开窍于耳。如《中藏经》曰："肾者，精神之舍，性命之根，外通于耳。"关于耳与心的关系，《素问·金匮真言论》曰："心开窍于耳，藏精于心。"杨上善《黄帝内经太素》指出心开窍于耳是因"肾者水也，心者火也，水火相济，心气通耳，故以窍言之，即心以耳为窍"。此外，肝藏血，耳受血始能听。心主血，肺主气，心肺合司宗气，肺朝百脉，宗气上贯于耳，耳方能闻。脾胃为升降之中轴，脾胃升降正常，清阳之气上达贯耳，耳方能聪。因此，耳不仅为肾窍、心窍，同样亦为肝窍、肺窍、脾窍。耳虽为人体的一个小部分，但耳具有预报全身脏器生理、病理的全息作用。

所以脏腑组织的病变可反映于耳，通过察耳可较早测知内脏疾患。耳为人身的全息缩影，人身的脏腑组织在耳部都有集中反映区，观察反映区的变化和异常，可以及早发现人体各部的脏腑病变，甚至可以全面和集中地反映人体各脏腑组织的肿瘤。如耳之耳郭部反映区出现增生、隆起、丘疹、凹陷、肤色泽异常等则有可能为相应区脏腑组织恶性肿瘤的报标，因其特异相关性不一而精准性不同，但仍然有着重要的参考价值。

舌为人体的一面镜子，人体各脏腑在舌皆有相应的反映区，如消化道癌肿，舌多呈黄腻苔、白腻苔、剥苔，肝癌患者舌常出现肝瘿线等，说明舌亦具有病理全息预报征兆。此外，寸口脉的全息性特色，更进一步证实了疾病的先兆预报是有其物质基础的。上述说明，代表局部与整体相关性的全息理论是疾病先兆预报学的客观基础。

中国明代杰出的医药学家李时珍《奇经八脉考》曰："内景隧道，唯返观者能照察之。"现代藏象对应理论研究方面，不同种类干细胞巢的有序分布构成中医经络系统之经脉、络脉，而对干细胞的研究等对认识经络有着很大的临床意义。张明娟等认为经络是各种干细胞活动交流协同进化的巨系统，主要表现为干细胞巢的出现以及不同种类干细胞巢的有序分布。这些其实是全息元的进一步对应细化研究。

一、耳观诊病、耳针疗法

在中医象思维中，这种耳与人体全息，也被国外医务工作者重视。诺吉尔博士，法国的外科医师，在1957年在《德国针术杂志》3—8号发表"形如胚胎倒影式的耳穴分布图谱"，从此耳针全息疗法在德国推而广之，而其耳针理论恰恰体现了流传到世界各地的生物全息论就是基于以小窥大的中医整体观，来说明生物体每一相对独立的部分，为整体比例缩小这一全息现象。

耳针疗法是用针刺或灸等方法刺激耳郭上的穴位，以治疗全身疾病的一种方法。耳针源于中医学，但又融合了现代的解剖学、生理学，它既与祖国医学的脏腑、经络学说有着密切联系，又与现代医学的解剖学、生理学不可分割。其作用机制，祖国医学力求从脏腑经络的角度进行阐述，现代医学试图沿神经体液学说的方向进行探讨，二者的理论均具雏形，有待于形成完整的体系。关于耳与经络密切联系的文献散见于《灵枢》"经脉""经别"及"经筋"各篇。早在《阴阳十一脉灸经》中就有"耳脉"的记载，《内经》则较详尽地论及耳与经脉、经别、经筋、脏腑气血的关系，以及藉耳诊治疾病的经验。如《灵枢·邪气脏腑病形》说："十二经脉，三百六十五络，其气血皆上注于目而走空窍，……其别走于耳而为听……"后世医家对于耳郭诊治疾病的机理也有很多探索，如《太平圣惠方》载有：耳，宗脉之所聚也，若精气调和，则肾脏强盛，耳闻五音，若劳伤气血……则耳聋，然五脏六腑十二经脉皆有络于耳。

故耳穴针灸、压豆贴敷治疗等可以治疗全身性脏腑疾病。耳穴的一般分布规律是：与面颊相应的穴位在耳垂；与上肢相应的穴位在耳舟；与躯干相应的穴位在耳轮体部；与下肢相应的穴位在对耳轮上、下脚；与腹腔相应的穴位在耳甲艇；与胸腔相应的穴位在耳甲腔；与消化管相应的耳穴分布在耳轮脚周围等。耳穴的这些分布规律，大体形如一个倒置在子宫内的全息胎儿。

在耳中可施用耳针治疗多种疾病。在耳轮脚，可以主治呃逆、荨麻疹、皮肤瘙痒症、小儿遗尿症、咯血。在耳尖（耳轮顶端，与对耳轮上脚后缘相对的耳郭处），则主治发热、高血压、急性结膜炎、睑腺炎（麦粒肿）等。而这些正是脏腑功能全息对应的具体实例。

二、手掌诊病

这种全息应用在西方研究得也比较早。1892 年，戈尔顿出版了《指印》一书，发现皮肤纹理发育的遗传学证据。并发现，没有任何两人拥有完全相同的手纹。

可以从手掌中了解健康信息，看过中医的朋友必然有所了解，中医大夫可通过脉诊、手诊、面诊了解患者的相关病情病因，并对症开药。

首先，从手掌的色泽断别人体的机能是否正常。

① 红润光泽——正常，身体机能良好。

② 暗而枯槁——无气，机体免疫力差。

③ 惨白无血色——气血不足，女性往往会有贫血的信息。

④ 过分红润光泽——血脂、血糖、血黏度偏高。

其次，手掌上不同区域的颜色不同，所代表的性质也是不同的。

白色——代表炎症。

红色——代表重的炎症或出血点。

青色——表示循环不良。

棕色——表示陈旧性或慢性疾病。

黑色——代表危重症等。

三、足部诊疗

脚底反射区是指人体的各部位器官在足底都有一相对应的部位，通过按摩相对应的部位可以调整器官功能的状态。足部诊疗早已成为现代医学的一部分。在 16 世纪中，由阿当姆斯和阿塔提斯，把中医古代的足底按摩介绍到欧洲。1917 年，英国医师菲特兹格拉德，在中医足疗法的基础上，创立了自己独特风格的"足反射疗法"，并出版论著《区域疗法》。

从生物全息论的角度看，足部区域相当于反映全身信息的一个全息胚。由于足部血管神经分布密集，足三阴、足三阳经在脚部相互贯通，通过经络系统与全身连通，所以说，脚部是人体信息相对集中的地方。各种生理病理的信息均可在足部显现出来。临床运用时，针对不同的病情，选择一定的反射区进行组合，通过推拿手法及刮痧疗法对足部反射区的刺激，可以调整相应脏腑经络气血的功能，从而达到治疗疾病的目的。

就人体全身而言，总的对应关系为头部与脚趾相对应，胸部与脚掌的前半部相对应，腹部与脚掌的中部相对应，盆腔部同脚跟相对应。

头部各器官的反射区全部在脚趾上。额窦（相当于前额和颅顶）的反射区在各个脚趾的趾端；眼、耳朵以外的头部器官，比如大脑、垂体、小脑、脑干、三叉神经和鼻等的反射区均位于脚拇趾上；颈项的反射区位于脚拇趾的根部，左侧头部器官的反射区位于右脚；右侧头部器官的反射区位于左脚。

胸腹部与足反射区的对应关系为胸部各器官的反射区在脚掌前半部，左肺的反射区在左脚，右肺的反射区在右脚，心反射区位于左脚。

腹部各器官的反射区在脚掌中部。处于中分线的胃、胰腺、十二指肠、小肠等器官在左脚、右脚都有反射区。而左肾和脾的反射区在左脚，右肾和肝、胆的反射区在右脚上。

脚部反射区疗法作为调节机体内部功能的一种治疗方法，对于全身各系统疾病的治疗效果较为显著。如内科的胃肠功能紊乱、糖尿病、高血压、神经官能症等；骨伤科的骨质增生、软组织损伤等；妇科的月经不调、更年期综合征；儿科的脑瘫、多动症等。

四、脉诊全息理论

脉诊的取脉诊断法，是中医四诊之很关键的诊断措施之一，因为中医治疗技术的历史沿革，诊脉独取寸口成为主流方式。而寸口脉的运用，不仅是中医脏象学说的具体应用，也是全息理论的最好证明。

而诊脉在脉中可体现"象"意之"脉人"对应关系的脏腑器官组织等信息的全息对应性和特异性特点。如图2-1所示。

许跃远在其《象脉学》提出的许氏寸口脉图中，其全息对应脉人的图例所示，人体脉象信息是对应的，虽然传统理论认为人体寸口信息是左以候左、右以候右、上以候上、下以候下，但全息脉学理论认为寸尺的信息是对应的具有对称性和特异性特点。也就是说（见图2-2），上下的信息是可以互换的，在寸部可以提取到下焦的机体信息，尺部可以提取到上焦的局部信息。如在尺部可以获得支气管、肺炎、大脑等脉征，在寸部可以诊到子宫、下肢等脏腑组织的疾病信息。如此就像全息元信息的太极混沌之态。

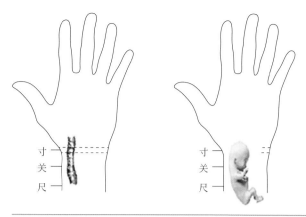

图 2-1　脉象全息特异性对应示意

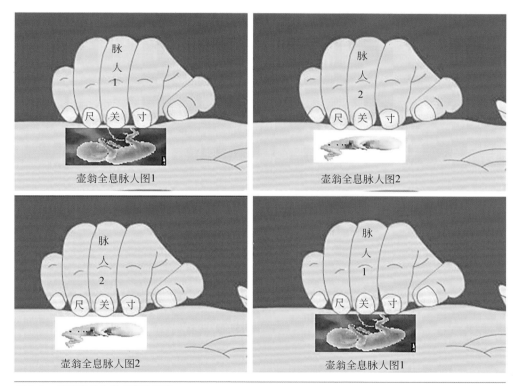

图 2-2　脏腑信息全息对应脉示意

五、舌象全息理论

　　舌头是我们身体里面不可或缺的一部分，不仅可以带我们品尝人世间的酸甜苦辣，还可以映射出我们身体的健康状况，是一份随身携带的"体检报告"。舌头上有很多经络，这些经络和五脏六腑有着千丝万缕的联系，舌头又依靠气血的滋养，因此五脏六腑哪里出问题，舌象必然在特定区域出现特异体征，呈现为特异性指标，所以看舌象可以看出身体脏腑器官以及气血运行状况等。故全息舌诊熟练者，视舌精确诊断，一望便知。

舌象诊断是望诊之一，古已有之，是藏象理论的具体应用，而舌象的研究在明清时期达到高峰。近年来，运用全息理论来诊疗躯体性疾病和疾病筛查、防癌诊疗等趋势愈来愈普及，是脏象理论可视化研究的开拓性进步。

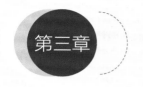

第三章　全息舌诊

　　舌可以作为一个信息胚元存在，舌象本就是超出舌本身的机体脏腑状态在舌上之信息的对应关系，即局部的舌就是人整体的缩影。全息的舌象是信息量大，特异性高，解析层次阶梯化、相关性多元化的表现。可以试着用类比取象方法和内容去理解和分析全息的舌象。

　　舌象若地图，舌体若地面，隆起如造山，下陷若地震，舌苔似云图，风云多变幻，七色纷呈现，气血流长远，风雨雪雹电。舌津如雾露，保墒和滴灌。舌质若土壤，荣润若沃田，枯涩泛盐碱，舌苔为植被，剥脱似斑秃，天干物燥涩，津枯而皴裂，失荣多萎软，水涝泽溢漫，胖大齿痕边，滂沱走泥丸。舌纹类沟壑，峡谷与山涧，肌肤裂渗血，干涸河床面。气血若波浪，层流伴涡旋，能量聚与散，气滞血瘀痰，冲积凸舌面，失如示凹陷，舌纹若波澜，割据像梯田，纵横与聚散，曲直和深浅，宽窄长与短，转归和预后，轻重与简繁。全息论舌像，上下背腹面，三部与九域，左右中轴线，舌脉本一体，信息互参见。

　　舌诊与脉诊是两个单独的诊断系统，临床实践中，看舌不知脉象，诊脉不知舌象，是常见的现象。而全息舌脉一体理论讲的就是舌与脉的所示信息是等量的，就像读取电脑的信息总量是一致的，无论是从哪一个USB端口去下载提取。脉象脉晕，时刻变化，风云卷动，波涛翻涌，涡旋层流，终有趋向，脉有指标，舌有要素，脉有势形，舌有图像，动态变幻，多维多层，悉同脉义。且舌象在现有舌诊指标的提取措施下，较于脉诊信息具有器质形态信息反映延迟性，具有一定恒定稳态的特点。即信息量化改变出现得晚，消失得也缓慢。比如癌症患者恶病质机体处于代谢障碍生理衰竭状态时，脉象因源动力不足，血液循环障碍而不能及时把病变脏腑的真实信息反映在脉象中，而舌象仍是具有特异性指标显示出具体病变组织器官，此与全息脉学之虎口脉学的信息特点具有极高的相似相关性。因于舌象受饮食的影响，舌苔的全息变化会有失真的可能性，这并不是说舌象不能及时反映出机体的具体信息变化，是因为我们限于当下提取信息方式方法和技术能力不够等不能及时动态掌握信息域的具体变化而已。

运用分区域脏腑定位全息量化可以把舌象的具体信息区域分布图表化,翔实、细知、准确地反映出躯体之病因、病机、病位、病势以及转归趋势等。脉感信息能量向量化脉晕团,作为脉学信息符号同化转换为舌诊要素符号,以全息舌诊指标来阐释其具体临床涵义等。这样也有助于指导脉学的全息化进步,即有多少成熟的脉感,就有多少久经考验的舌诊本领,反之亦然。

除舌下腹面三部九区法单独论述外,脉诊信息在舌上背面、舌下腹面全息对应分布如图 3-1、图 3-2 所示。

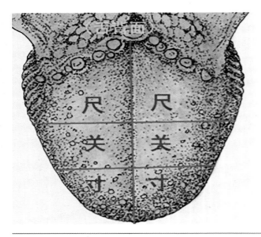

图 3-1 脉诊信息在舌上背面全息对应分布

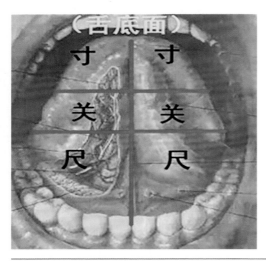

图 3-2 脉诊信息在舌下腹面全息对应分布

舌上背面之三分六区法全息分布如图 3-3 所示。

说明:此图 3-3 之舌尖与中轴线交点水平线为上,中轴线与舌根交点水平线为下,以患者位置的左右来定义舌两边缘的左右位置。按舌之纵向分 13 等份,平均分为上

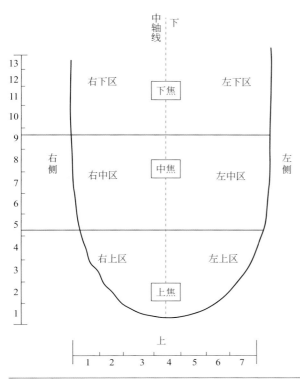

图 3-3　舌上背面之三分六区法全息分布

三分六区法：把舌左右 2 侧均分为 3 等份之上中下三焦或上中下 3 个区，以中轴线为界，具体分为左上区、左中区、左下区、右上区、右中区、右下区，共 6 个区

中下三焦；横向分为 7 等份，再平均分为 3 等份，把舌分成了九个区，即上区、中区、下区、左上区、左中区、左下区、右上区、右中区、右下区。但若以中轴线为主，左右均分 3 等份形成上中下三焦，共六区，以此来分析舌脉信息的对应关系是可以经得起信息指标可靠性的重复验证。

全息舌诊之脏腑信息分布等分别呈示于下。

舌上背面之三分九区法脏腑全息对应分布如图 3-4 所示。

上区从舌尖部向中区分布看，为鼻腔、咽喉、声带、气管、食道、心脏瓣膜信息区等；左右上区则为颈椎、皮肤、肺、子宫；右侧心区对应为下肢关节脚踝信息区，左侧心区为甲状腺信息区；中区为胃、两侧主肝及乳腺、内脾外肝、左胰腺右胆囊；下区上部为小肠、再下为横结肠、膀胱子宫、直肠肛门信息区、右下区升结肠、左下区降结肠、左右下区都涵有肾、卵巢或睾丸信息区。中轴线信息区主脊柱弯曲度，上区主颈椎、中区主胸椎、下区主腰骶椎。可以根据舌纹变化诊断脊柱与肌力的关系有无异常，判断侧弯部位、病因等。

舌下腹面脏腑信息全息对应如图 3-5 所示。

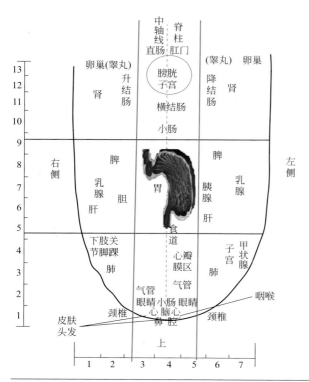

图 3-4　舌上背面之三分九区法脏腑全息对应分布

三分九区法：上下均分为三部分，贯彻上下之舌中轴虚线，均分为舌之左右部分，按舌之宽度纵分为3等份

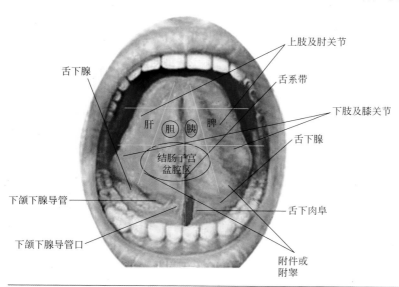

图 3-5　舌下腹面脏腑信息全息对应

这是三部九区法的拓新指标，肝脏信息在右中区；胆信息区在右侧皱襞内侧边缘的中区范围；胰腺信息区在左侧皱襞内侧缘的中区，与胆等距对应而据

图 3-5 显示舌系带根部处为肛门信息区，左右下焦区皱襞下端为卵巢或男性之睾丸，上延则为输卵管或男性之附睾、中区近皱襞处为胆囊信息区、对应左侧为胰腺信息区、相应则左中区侧皱襞可谓反映为脾信息区、右侧为可以诊断肝脏功能的信息区、中区主子宫黏膜信息区；中区下部，下区上部一部分近舌系带处区域为子宫颈信息区；下区黏膜部分可以诊断盆腔、结肠的病变。

第一节　全息舌诊的舌象要素

一、舌象与病证

（一）辨症征

疾病过程中机体内的一系列机能、代谢和形态结构异常变化所引起的患者主观上的异常感觉或某些客观病态改变称为症状。这些症状以固定的表现形式、不同的量化比例组合，在固定的特异性区域尤其显著，可以在舌的局部以舌象要素的具体量化形式，体现在舌境、舌态变化中。

症状表现有多种形式，有的只有主观才能感觉到的，如疼痛、眩晕等，在舌象中可以表现为舌肌紧张性增高，炎性反应之多点纹，甚至出现气滞血瘀证之瘀点瘀斑，舌体上下凹凸不平，大小不一等；有些不仅能主观感觉到，而且客观检查也能发现，如发热、黄疸、呼吸困难等；也有主观无异常感觉，是通过客观检查才发现的，如黏膜出血、腹部包块等，这些可以在舌纹要素之多点纹、撇纹和银树纹等有所体现；还有些生命现象发生了质量变化（不足或超过），出现舌体胖大齿痕，苔厚腻，舌质淡暗不泽，舌津稀淡等，机体可以表现为如肥胖、鼾症、多尿、三高症等，需通过客观评定才能确定。凡此种种，广义上均可视为症状（即广义的症状），也包括了一些体征。

异常变化引起的现象如能用客观检查（体格检查）的方法检出，就称为体征，例如心脏杂音、肺部啰音、血压升高、反射异常等。如舌上背面上区出现川字纹、口字纹，就是呼吸道顺应性下降，可以表现为呼吸窘迫喘促，咳喘痰炎反复不愈，血氧饱和度下降等。而舌体的上下大小不一，凹凸不一，舌色舌纹的具体量化关系，会在偏头痛、阴虚阳亢证之高血压患者比较明显。舌象要素的解析是以舌象分区及按指标定义量化标准来判定致病因素的具体情况，机体的体征改变，必然牵扯到具体的能量信息向量趋势的变化，以可以量化的形式特点，体现在具体的部位，在以时间轴的病程延伸过程中，量化指标的空间及数量、能量等变化是清晰可见，具有其异于舌体的其他部位的特异性。以此指标来回溯致病因素的由来，即病程流的回顾，并指导辨证论治、预后判定等。

一般说的症状是广义症状，包含症状和体征两个方面，指疾病引起患者的主观不适、异常感觉、功能变化或明显的病态改变。临床常见的重要症状有发热、疼痛、体重改变、浮肿、呼吸困难、咳嗽、咳痰、咯血、食欲减退、消化不良、吞咽困难、恶心呕吐、呕血、便血、黄疸、排尿异常、贫血、休克等。在舌象研究中发现，依据舌象要素改变来指导辨证论治体系具有早发现、早诊断、早治疗的简便优势。

有的疾病，特别是在某些疾病的早期，也可以不伴有症状和体征。据调查，成年人大多都有动脉粥样硬化，但其中只有少数人出现临床症状；许多癌症早期的患者也可以毫无主观症状和容易察见的体征。但如果对这些无症状患者进行相应的实验检查或特殊检查，往往能够发现异常变化。如舌下腹面之串珠纹、赘生物、三光纹、瘀点瘀斑以量化形式在特定区域出现，有指导癌瘤疾病的早期筛查作用。因此，以舌象要素改变为指导对某些疾病，如恶性肿瘤、动脉粥样硬化、腺体增生等在一范围内进行筛查，以求早期诊断和早期治疗，是非常重要的。

单样本的症状和体征是泛化的非特异性指标，不能反映机体的整体全面性，不可以直接作为临床诊断和治疗的必有依据。但多样本的收集量化会成为证成立的依据，这属于量化质变的哲学范畴。

舌诊从舌尖上数到舌根下，从左讲到右，从正论到反（腹面），从躯体病理生理和体质，讲到心理、个性、潜意识等，再综合审证论因，直指病机，精确定位，制订治则，组方遣药，施护得当，身心安定，遵从医嘱，务求中的，效如桴鼓。

（二）辨八纲

运用舌诊理论来八纲辨证，即利用临床采集来的舌象要素等指标来综合分析、辨认疾病的证候，是认识和诊断疾病的主要过程和方法。辨，即辨认，辨别，也就是分析。证，即证候，是机体在致病原因和条件作用下，机体与环境之间，脏腑、经络、气血津液之间关系紊乱的综合表现。所以，明确了某一证候，即是对疾病发展阶段中的病因、病位、邪正斗争的强弱、阴阳的偏盛偏衰等病理情况的概括。八纲辨证既是中医各种辨证的总纲，也是全息舌诊用来辨证论治的关键工具。

临床全息舌诊辨证的过程，是以脏腑、经络、气血津液、病因等理论为依据，通过对舌象要素所搜集的疾病反映在舌象的症状、体征等量化资料进行综合、归纳、分析、推理、判断、辨明其内在联系，以及各种病变相互之间的关系，从而认识疾病，作出正确的诊断。

全息舌诊之辨证和论治，是中医理、法、方、药在临床上具体重要的两个环节，两者相互联系，不可分割。辨证是认识疾病，论治是针对病证采取相应的治疗手段和方法。辨证是治疗的前提和依据，论治是辨证的目的和检验辨证正确与否的客观标准。

中医辨证是在长期临床实践中形成的，方法有多种，主要有八纲辨证、病因辨证、气血精津辨证、脏腑辨证、卫气营血辨证、三焦辨证、六经辨证等。其中八纲辨证是各种辨证的总纲。

全息舌诊之八纲辨证是根据望诊取得的材料，进行综合分析，以探求疾病的性质、病变部位、病势的轻重、机体反应的强弱、正邪双方力量的对比等情况，归纳为阴、阳、表、里、寒、热、虚、实八类证候，是中医辨证的基本方法，各种辨证的总纲，也是从各种辨证方法的个性中概括出来的共性，在诊断疾病过程中，起到执简驭繁，提纲挈领作用。

"症"是指单个的症状，中西医认识是一致的，如头痛、发热、咳嗽、心慌、恶心等。"病"，是指病名，中医所说的病名中只有少数与西医病名是一致的，如流感、麻疹、破伤风、哮喘、中暑等，而大部分的叫法是不同的。由于中西医的理论体系不同，对疾病的认识是不一样的。西医对疾病的认识是建立在人体解剖学、病理生理学的基础上，临床诊断疾病的依据是患者的自觉症状、体格检查、化验检查；中医认为疾病是人体阴阳偏盛偏衰的结果，临床辨证主要依据患者的症状和体征（如舌象、脉象等），诊断时不一定要确定病名，而是要明确是什么"证"。

"证"，即证候的简称，它不单纯是症状或主观感觉，也是中医对疾病的诊断。其是一组特定的临床表现（症状、体征等），并包含着病因、病变部位、病变性质、正邪双方力量对比状况等方面的综合概念。全息舌诊的所辨之"证"，是从分析症状和体征的舌象要素量化解析着手，归纳成为比症状更能说明疾病本质的概念。

而疾病的表现尽管极其复杂，但基本都可以归纳于八纲之中，疾病总的类别，有阴证，阳证两大类；病位的深浅，可分在表在里；阴阳的偏颇，阳盛或阴虚则为热证，阳虚或阴盛则为寒证；邪正的盛衰，邪气盛的叫实证，正气衰的叫虚证。因此，全息舌诊之八纲辨证就是把千变万化的疾病，按照表与里、寒与热、虚与实、阴与阳这种朴素的两点论来加以分析，使病变中各个矛盾充分揭露出来，从而抓住其在表在里、为寒为热、是虚是实、属阴属阳的矛盾，这些都是以舌象要素的量化改变的形式综合体现在舌象上。

1. 表里

舌象的表里可以是说明病变部位深浅和病情轻重的两纲。表有狭义广义之别，广义的表一般指皮肤和黏膜，而实际上是应包括皮肤、黏膜和空腔膜三大部分。皮肤是指身体上的皮毛、腠理；黏膜大致是指呼吸道之鼻腔、咽喉、气管的黏膜和消化道口腔、食道、胃、肠、胰腺管、肝之胆管、胆囊的黏膜；空腔膜大致上包括颅腔内脑膜、胸腔膜、腹腔膜、肺泡、肾小球滤过膜、膀胱、输尿管、尿道和生殖腺体管道膜（如输精管、输卵管等）、心包膜、心内膜、血管内膜和淋巴管膜等。

实际上很多内容已经是脏腑内部的所谓里中之"表"了，如肾小球肾炎，多是风水之证，越婢加术汤有效率很高，以风类药为主，宣发开窍利水为原则，诸症即可解除。再如肠风泄泻之痛泻要方，便是用陈皮、防风等药来调。精神抑郁不畅，咽喉异物感增多，可以用风类药居多的半夏厚朴汤来治，故调郁证，非疏肝一途。所以说表里之辨，是辨别病位外内浅深的一对纲领。表与里是相对的概念，如躯壳与脏腑相对而言，躯壳为表，脏腑为里；脏与腑相对而言，腑属表，脏属里；经络与脏腑相对而言，经络属表，脏腑属里；经络中三阳经与三阴经相对而言，三阳经属表，三阴经属里；皮肤与筋骨相对而言，皮肤为表，筋骨为里等。因此，表里概念是哲学方面的相对论，对于病位的外内浅深，都不可作绝对地理解。实际临床上因辨证论治的需要，除皮肤外，常见呼吸道、消化道、胸膜考虑为"表"证范畴的多。

一般地说，皮毛、肌肤和浅表的经属表；脏腑、血脉、骨髓及体内经络属里，表证，即病在肌表，病位浅而病情轻；里证即病在脏腑，病位深而病情重。

（1）表证　表证是病位浅在肌肤的证候。一般为六淫外邪从皮毛、口鼻侵入机体后，邪留肌表，出现正气（卫气）拒邪的一系列症状，多为外感病初起阶段。表证具有起病急、病程短、病位浅和病情轻的特点。常见于外感热病的初期，如上呼吸道感染、急性传染病及其它感染性疾病的初起阶段。

主证：舌纹表现为尖点纹、边点纹，充血红赤态，舌津液因病邪和病势向量变化可以表现为稀稠和舌体的滞涩，舌苔薄白，兆示可以是外感发热恶寒（或恶风），头痛，脉浮的基本证候，常兼见四肢关节及全身肌肉酸痛，鼻塞，咳嗽等症状。

由于外邪有寒热之分，正气抗御外邪的能力有强弱不同，表证又分为表寒、表热、表虚、表实证。

① 表寒证

主证：舌质淡红，苔薄白细而润，舌津液稀，尖边点舌纹，纹理细直或弥散，兆示恶寒重，发热轻，头身疼痛明显，无汗，流清涕，口不渴，脉浮紧等。

病机：寒邪束于肌表或腠理，正邪相争，故恶寒发热，邪气侵犯体表经络，致津气运行不畅，故头身肢体酸痛。正邪相争于表，故脉浮。

治则：辛温解表。

常用方剂：麻黄汤。

② 表热证

主证：舌质稍红，苔薄白不润而苔质粗，干而乏津，舌津液稠，尖边点舌纹，纹理粗曲，兆示发热重，恶寒轻，头痛，咽喉疼痛，有汗，流浊涕，口渴，脉浮数。

病机：邪正相争于表，故发热，恶寒。热邪犯卫，汗孔失司，则汗外泄。热伤津而口渴。热邪在表，故脉浮数。

治则：辛凉解表。

常用方剂：银翘散。

③ 表虚证

主证：舌质淡嫩，舌体柔软，舌苔薄白细，舌津液稀。兆示表证而恶风，恶寒有汗。舌质淡，病机是体质素虚，卫阳不固，故恶风，汗出，脉浮而无力。

治则：调和营卫，解肌发表。

常用方剂：桂枝汤。

④表实证

主证：舌质淡红，舌苔薄白苔质偏粗，舌纹多长宽或尖边点范围大等，兆示发热、恶寒、身痛、无汗，脉浮而有力。

病机：邪盛正不衰、邪束肌表，正气抗邪，肌表汗孔固密，故发热恶寒而无汗，脉浮而有力。

治则：辛温解表。

常用方剂：麻黄汤。

辨别表寒证与表热证，是以恶寒发热的轻重和舌象、脉象为依据。表寒证是恶寒重发热轻，表热证是发热重恶寒轻。表寒证舌苔薄白而润，脉浮紧；表热证舌苔薄白而不润，脉浮数。此外，风寒之邪可以郁而化热，由表寒证变成表热证，外邪侵入肌表后容易入里化热，表寒证（或表热证）可以转化为里热证。

全息舌象是以舌质老嫩颜色明暗、舌体大小、曲直、津液稠稀及舌纹变化来判定虚实，指标具备客观主动性优势，更有利于精确诊断、有的放矢、多疗效突出。而四诊之八纲辨别表虚证与表实证，结合患者体质，临床以有汗无汗为依据，表实证为表证而无汗，年青体壮者多见；表虚证为表证而有汗，年老体弱或久病者多见。

（2）里证　里证是与表证相对而言，是病位深于内（脏腑、气血、骨髓等）的证候。

里证的成因，大致有三种情况：一是表证进一步发展，表邪不解，内传入里，侵犯脏腑而成；二是外邪直接入侵内脏而发病，如腹部受凉或过食生冷等原因可致里寒证；三是内伤七情、劳倦、饮食等因素，直接引起脏腑机能障碍而成，如肝病的眩晕、胁痛，心病的心悸、气短，肺病的咳嗽、气喘，脾病的腹胀、泄泻，肾病的腰痛、尿闭等。因此，里证的临床表现是复杂的。外感病中的里证还需结合病因辨证、卫气营血辨证，而内伤杂病中，则以脏腑辨证为主。里证要辨别里寒、里热、里虚、里实（在寒热、虚实辨证中讨论）。

全息舌诊之表证舌苔常无变化，或仅见于舌边尖红、苔质细、津液黏稠度低，舌纹尖点纹、纹理轻浅短直为主；里证常有舌苔的异常表现，苔厚腻，津液黏度高，舌纹复杂多变。且外感多在上焦区域，里证偏于中下焦为多。舌下腹面更是在具体全息对应脏腑区域出现黏膜充血水肿增生等变化。

而四诊辨别表证与里证，多依据病史的询问，病证的寒热及舌苔、脉象的变化。一般地说，新病、病程短者，多见于表证；久病、病程长者，常见于里证。发热恶寒者，为表证；发热不恶寒或但寒不热者，均属里证。脉浮者，为表证；脉沉者，为里证。

（3）半表半里证　病邪既不在表，又未入里，介于表里之间，而出现的既不同于表证，又不同于里证的证候。

主证：全息舌诊之舌尖红，多点纹、边点纹、舌边缘区域红赤苔少而净，舌体刚硬，肌紧张度偏高，舌苔多黄白相兼，中区黄腻或腐，舌下腹面之胆腑区充血凸起等。此兆示少阳证之寒热往来，胸胁胀满，口苦咽干，心烦，欲呕，不思饮食，目眩。脉弦。

病机：邪正相争于半表半里，互有胜负，故寒热往来。邪犯半表半里，胆经受病，故胸胁胀满，口苦。胆热而肝胃不和，故心烦，目眩，欲呕，不思饮食。

治则：和解表里。

常用方剂：小柴胡汤。

表里同病是指表证和里证在同一个时期出现，常见的有三种情况：一是初病即见表证又见里证；二是发病时仅有表证，以后由于病邪入里而见里证，但表证未解，也称为表里同病；三是本病未愈，又兼标病，如原有内伤，又感外邪，或先有外感，又伤饮食等，也属表里同病。治疗原则为表里双解。

2. 寒热

无论是四诊还是独取舌诊之八纲辨证，寒热都是辨别疾病性质的两纲，是用以概括机体阴阳盛衰的两类证候，一般地说，寒证是机体阳气不足或感受寒邪所表现的证候，热证是机体阳气偏盛或感受热邪所表现的证候。所谓"阳盛则热，阴盛则寒""阳虚则寒，阴虚则热"。辨别寒热是治疗时使用温热药或寒凉药的依据，所谓"寒者热之，热者寒之"。

（1）寒证　寒证是感阴寒之邪（如寒邪、湿邪）或阳虚阴盛、脏腑阳气虚弱、机能活动衰减所表现的证候，可分为表寒证和里寒证，表寒证已在表证讨论，故这里所指为里寒证。

全息舌诊主证为舌质淡而不泽，舌体绵软，苔白偏薄、苔质细、舌津液稀而多，舌纹少、短、细、直为主，舌下腹面苍白不泽，模糊水湿态。此兆示机体畏寒肢冷，口不渴或喜热饮，面色白，咳白色痰，腹痛喜暖，大便稀溏，小便清长，脉沉迟。

病机：阳虚阴盛，患者寒化，故畏寒肢冷，脾胃寒冷，故腹痛喜暖，阳气不振而脉沉迟。治则是温中祛寒，常用方剂为附子理中汤。

（2）热证　热证是感受阳热之邪（如风邪、热邪、火邪等）或阳盛阴虚、脏腑阳气亢盛和阴液亏损、机能活动亢进所表现的证候，可分为表热证和热证，表热证已在表证讨论，这里所指为里热证。

全息舌诊之主证表现为舌质红，舌津少干涩而黏度高，苔黄，舌纹可以是粗、宽、长、深、交叉、曲等，舌下腹面具体涉及脏腑全息对应区域出现红肿凸起、水湿弥漫、模糊征等，兆示发热，不恶寒，烦躁不安，口渴喜冷饮，面红目赤，咳痰黄稠，腹痛喜凉，大便燥结，小便短赤。脉数。

病机：阳热偏盛，故发热喜凉，热伤津液而口渴喜饮，小便短赤，大便燥结。

热盛故见脉数。

治则：清泄湿热。

常用方剂：白虎汤等。

由于感受热邪所形成的实热证，与机体阴液亏损或机能亢进所致的虚热证，其临床表现及治则都是不尽相同的。

实热证发病急，病程短。高热，怕热，大汗出。神昏谵语，甚则发狂，烦渴引饮，咳吐黄稠痰、脓痰、或咳血，大便秘结，小便短赤，面红目赤。表现在舌象则舌红津液少而干涩，黏度高，苔黄厚粗，舌纹裂宽深长曲而复杂，脉洪数。热邪炽盛，多由热邪引起（如感染）。治以清热泻火。

虚热证发病缓慢，病程长。骨蒸潮热，盗汗，五心烦热，失眠多梦。口干乏津，但饮不多。痰少，痰黏，或痰带血丝。大便量少，小便黄、量少。两颧绯红，脉细数。全息舌象表现为舌红干，舌体瘦小偏枯，舌苔薄而不均，像斑秃落发，似土壤返碱，少苔或无苔而剥若地图。此乃阴液亏耗，虚损内呈，多由机能亢进所致，治以滋阴清热为主。

阳热炽盛，是实热证，《黄帝内经》云："阳盛则热。"讲的是致病之机理，其临床表现为壮热口渴，面红目赤，小便短赤，大便秘结，心烦燥热，舌红苔黄偏厚，舌纹粗长深宽交叉叠加、舌刚乏柔少津而涩，脉洪大而数，治宜泻火生津。

阴液亏耗，即内经之"阴虚生内热"者为虚热证之一，表现为消瘦无力，五心烦热，潮热盗汗，口燥咽干，舌红少苔，舌纹浅，态薄少若镜，脉细数，治宜滋阴降火。

阳气偏虚，阴寒相对偏盛，即"阳虚生寒"者为虚寒证，以畏寒肢冷，倦怠懒言，自汗，脉微等为主症，治宜温补阳气。

寒邪偏盛，即"阴盛则寒"者为实寒证，以恶寒，呕吐清水，脘腹冷痛，大便溏泻，舌淡苔白，脉沉实有力为主症，治宜温散寒邪。

寒热真假是指在疾病发展到寒极或热极的危重阶段，可以发现一些"寒极似热""热极似寒"的假象，临床上把本质是热证而表现为寒象的叫"真热假寒"，本质是寒证而表现为热象的叫"真寒假热"。这种情况往往表示疾病比较严重。如果不能抓住本质，就会被假象所迷惑，而致误诊、误治。

全息舌诊之真寒假热：苔黑而润，舌质淡白，舌体刚硬，上焦多膨隆凸起偏大，舌尖边若红霞赤色漫染模糊而不鲜艳，有上盛下虚，眩晕乏力，倒三角病势图感，兆示如慢性消耗性疾病患者常见身热，两颧潮红，躁扰不宁，口渴，脉浮大等，表面上看似有热象，但是，身热反欲盖衣被，四肢厥冷，口渴喜热饮，且饮不多，下利清谷等寒象，此为证一；证二为患者精神委顿淡漠，蜷缩而卧，脉虽浮大但无力。为阴盛于内，格阳于外，其本质仍是寒证，故称"真寒假热"治疗上要用温里回阳，引火归元。

全息舌诊之真热假寒：舌红绛，苔黄干，以中下焦为多，舌津稠浊，舌纹呈粗、宽、深、长、曲态，即兆示患者内有真热而外见假寒的证候，如热性病中毒较重时可见表情淡漠、困倦懒言、手足发凉、脉沉细等，粗看好似寒证，但是，恶寒而不欲盖衣被，手足冰冷但胸腹灼热，脉沉但重按弦滑有力，此为证一；证二为口鼻气热，胸腹灼热，口渴喜冷饮，大便秘结，小便短赤，脉虽沉细但数而有力。为阳热内郁不能外达，本质是热证，故称"真热假寒"，治疗上应清泻里热，疏达阳气。

一般来说，寒、热的表象属标，是一种假象；内、里的寒、热属本，是它的本质。辨别寒证与热证，不能孤立地根据某一症状或体征判断，应对疾病的全部表现综合观察，尤其是寒或热、口渴或不渴、面色白或赤、四肢温凉，二便、舌象、脉象等几方面更为重要。即畏寒喜热为寒，怕热喜冷为热；口淡不渴为寒，口渴喜饮为热；面色红为热；手足厥冷多为寒，四肢烦热多为热；小便清长、大便稀溏为寒，小便短赤、大便燥结为有热；舌淡苔白为寒，舌红苔黄为热；脉迟者为寒证，脉数者为热证等等。从寒证与热证的比较可以看出：寒证属阴盛，多与阳虚并见；热证属阳盛，常有阴液亏耗的表现，在大小便情况及舌脉象等有所体现。面色白，恶寒，口不渴或渴喜热饮，小便清长，大便溏薄，舌淡苔白，脉迟者为寒证；相反，面色赤，恶热，口渴喜冷饮，小便短赤，大便秘结，舌红苔黄，脉数者为热证。

3. 虚实

全息舌诊之辨虚实是辨别人体的正气强弱和病邪盛衰的两纲。一般而言，虚指正气不足，虚证便是正气不足所表现的证候，而实指邪气过盛，实证便是由邪气过盛所表现的证候。《素问·通评虚实论》说："邪气盛则实，精气夺则虚。"若从正邪双方力量对比来看，虚证虽是正气不足，而邪气也不盛；实证虽是邪气过盛，但正气尚未衰，表正邪相争剧烈的证候。辨别虚实，是治疗是采用扶正（补虚）或攻邪（泻实）的依据，所谓"虚者补之，实者泻之"。

（1）虚证　虚证的形成，或因体质素弱（先天、后天不足），或因久病伤正，或因出血、失精、大汗，或因外邪侵袭损伤正气等原因而致"精气夺则虚"。

全息舌诊主证为舌少苔，苔质薄细或无苔，舌体柔软偏薄，舌纹短少细浅直，舌津液黏度低，兆示患者面色苍白或萎黄，精神萎靡，身疲乏力，心悸气短，形寒肢冷或五心烦热，自汗盗汗，大便溏泻，小便频数失禁，脉虚无力等。

临床上由于气、血、阴、阳不足可分为气虚、血虚、阴虚、阳虚，由于脏腑的不足造成的各脏腑的虚证（如肺气虚、心血虚、肝阴虚、脾气虚、肾阳虚等）。

气虚和阳虚的共同症候是：舌淡胖，舌津稀而多，舌体萎软不刚，舌纹少、短浅细窄等，此兆示患者面色白或萎黄精神萎靡，身疲乏力，声低懒言，自汗，纳少，脉无力。不同的是气虚者动辄气短，乏力懒言、动则气急等症明显，脉虚无力。治则益气，常用四君子汤等。阳虚者畏寒，形寒肢冷，小便清长，下利清谷，脉迟。治则补阳，常用肾气丸、参茸丸等。

血虚和阴虚的共同症候是：消瘦，头晕，目眩，失眠，心悸，脉细。

全息舌诊主证为舌质淡嫩色暗，苔薄腻，舌津稀多，舌纹细短窄小浅等。兆示血虚者面色苍白无华或萎黄，手足麻木，口唇与指甲皆淡白，脉细弱无力或扎脉。治则养血，常用四物汤等。

全息舌诊主证为舌红绛，舌质瘦或舌面有裂纹，舌津稠浊而少，无苔或少苔，兆示阴虚者低热或潮热，两颧红，五心烦热，口干，咽燥，盗汗，遗精，脉细数。治则滋阴，常用六味地黄丸等。

气虚和阳虚，属阳气不足，故临床表现相似而都有面色白，神疲乏力，自汗等症状，但二者又有区别，气虚是虚而无"寒象"，阳虚是虚而有"寒象"，表现为畏寒肢冷，脉迟等。血虚和阴虚属阴液不足，故临床表现相似而都有消瘦、头晕、心悸、失眠等症状，但二者又有区别，血虚是虚而无"热象"，阴虚是阴液亏损不能约制阳气而导致阳亢，故为虚而有"热象"，表现为低热或潮热、口干、咽燥等症征。

（2）实证　实证的形成，或是由患者体质素壮，因外邪侵袭而暴病，或是因脏腑气血机能障碍引起体内的某些病理产物，如气滞血瘀、痰饮水湿凝聚、虫积、食滞等。

全息舌诊主证为，舌质多苍老、红绛，舌津稠浊而少，舌体偏刚，舌红苔黄厚腻、舌纹可以表现为舌上背面之舌纹交集积聚，纹多而复杂，长深宽曲折，如多点纹、齿痕纹、交叉纹（图3-6）、撇纹、雪花纹、通天纹、蝎子纹等，舌下腹面可以出现雨伞纹、三光纹、银树纹、串珠纹、瘀点瘀斑等，兆示患者临床表现由于病邪的性质及其侵犯的脏腑不同而呈现不同证候，其特点是邪气盛，正气衰，正邪相争处于激烈阶段。常见症状为高热，面红，烦躁，谵妄，声高气粗，腹胀满疼痛而拒按，痰涎壅盛，大便秘结，小便不利，或有瘀血肿块，水肿，痰饮、水湿、食滞并见，虫积，脉实有力等。治则为泻实攻邪，是治疗实证的主法，即所谓"实则泻之"。方法众多，如清热解毒、泻火通便、逐水祛痰、化痰利水、理气、行气破血、活血化瘀、消食导滞和驱除虫积等不同的泻法，可以对应用于不同病邪产生的实证。

辨证虚证与实证可从下面几方面考虑：从发病时间上，新病、初病或病程短者多属实证，旧病、久病或病程长的多属虚证；从病因上，外感多属实证，内伤多属虚证；从体质上，年青体壮者多属实证，年老体弱者多属虚证。

从临床症状与体征上，参考下面鉴别：

虚证，以舌淡苔薄白或少苔，舌纹可以是龟裂纹、人字纹等为主，兆示患者面色苍白、萎黄无华、神疲乏力、声低懒言、隐痛喜按、脉虚无力。治则补虚。

实证，以舌红苔黄厚腻、舌纹可以表现为舌纹交集积聚，纹多而复杂，长深宽曲折，如悬针纹、碎叶纹、雪花纹、点状纹、通天纹、蝎子纹（图3-7）、梯田纹等为主，兆示患者多出现面红、烦躁谵语、声高气粗、剧痛拒按、脉实有力等。治则泻实。

虚实夹杂证的形成，是因为正气不足与邪气过盛同时并见。既可为以虚为主的虚中夹实证，又可见以实为主的实中夹虚证，具体表现为表虚里实、表实里虚、上

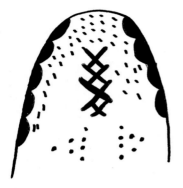
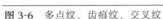

图 3-6　多点纹、齿痕纹、交叉纹

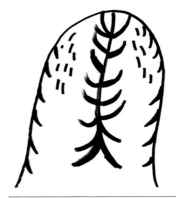

图 3-7　蝎子纹

虚下实、上实下虚等。治疗时须明辨虚实主次，先后缓急，或以攻为主，或以补为主，或先攻后补，或先补后攻，或攻补兼施等。

另外，虚证和实证在一定条件下可以相互转化。本为实证，因失治或误治等致使病程迁延，病邪虽已减弱，但体内正气也渐耗伤，此为实证转虚；本为虚证，又感受外邪，或痰饮、瘀血等停滞堆积，出现因虚致实。

在疾病发展过程中，还可能出现真实假虚，或真虚假实等情况。真实假虚指疾病本质为实，却表现出类似于虚的现象，即所谓"大实有羸状"。真虚假实指疾病本质为虚，反表现出类似于实的症状，即所谓"至虚有盛候"。

鉴别两者要全面分析症状、体征、病程、病史及患者体质状况等。一般脉有力者为真实，脉无力者为真虚；舌苍老坚敛、苔黄厚者为真实，舌胖嫩者为真虚；新病、体质较强壮者为真实，久病、年高体弱者为真虚。

4. 阴阳

全息舌诊之阴阳是辨别疾病性质的两纲，也是四诊八纲的总纲，即将表里、寒热、虚实再加以总的概括。

阴阳是古人对宇宙万物两种相反相成的性质的一种抽象，也是宇宙对立统一及思维法则的哲学范畴。阴阳可以用来表示万物间两两对应、相反相成的对立统一，即《老子》所谓"万物负阴而抱阳"、《易传》所谓"一阴一阳之谓道"。《易经》便是讲阴阳变化的数理和哲理。《素问·生气通天论》之："阳气者若天与日，失其所，则折寿而不彰，故天运当以日光明。""阳气者，精则养神，柔则养筋。""阳气者，烦劳则张，精绝，辟积于夏，使人煎厥。""阳气者，大怒则形气绝，而血菀于上，使人薄厥。""阴者，藏精而起亟也，阳者，卫外而为固也。"张介宾《类经》之："人之疾病……必有所本，或本于阴，或本于阳，病变虽多，其本则一"，指出了证候虽然复杂多变，但总不外阴阳两大类，而诊病之要也必须首先辨明其属阴属阳，《素问·阴阳应象大论》之"黄帝曰：阴阳者，天地之道也，万物之纲纪，变化之父母，生杀之本始，神明之府也，治病必求于本。故积阳为天，积阴为地。阴静阳躁。阳生阴长，阳杀阴藏。阳化气，阴成形。寒极生热，热极生寒。寒气生浊，热气生清。"善诊者，察色按脉，先别阴阳，审清浊而知部分；视喘息，听音声，而知所苦；观权衡规矩，而知病所主；按尺寸，观浮沉滑涩，而知病所生。

因此阴阳是全息舌诊八纲的总纲，其细化指标以舌象要素的形式体现在具体辨证论治体系内。一般表、实、热证属于阳证，里、虚、寒证属于阴证。阴证和阳证的临床表现、病因病机、治疗等已述于表里、寒热，虚实六纲之中。但临床上阴证多指里证的虚寒证，阳证多指里证的实热证。

（1）阴证　全息舌诊之阴证为舌质淡，舌体软，舌津液黏度低，舌纹细小浅直分散，兆示患者体内阳气虚衰、阴偏盛的证候。一般而言，阴证必见寒象，以身畏寒，不发热，肢冷，精神萎靡，脉沉无力或迟等为主证。由脏腑器官功能低下，机体反应衰减而形成，多见于年老体弱，或久病，呈现一派虚寒的表现。

（2）阳证　全息舌诊之阳证为舌质红、绛，舌津稠浊而少，苔黄而多厚，舌干而体涩，舌津液黏度高，舌纹可以表现为舌上背面之舌纹交叉，纹多而杂，长深宽曲折、舌下腹面局部脏腑信息区域之黏膜处斑驳模糊、红赤充血、水湿弥漫、肿胀凸起等，兆示患者体内阳气亢盛、正气未衰的证候。一般而言阳证必见热象，以身发热，恶热，肢暖，烦躁口渴，脉数有力等为主证。由脏腑器官机能亢进而形成，多见于体壮者，新病，初病，呈现一派实热的表现。

亡阴与亡阳，是疾病过程中两种危险证候，多在高热，大汗不止，剧烈吐泻，失血过多，有阴液或阳气迅速亡失情况下出现，常见于休克患者。亡阴、亡阳虽属虚证范围，但因病情特殊且病势危笃，而又区别于一般虚证。

亡阴与亡阳的临床表现，除原发疾病的各种危重症状外，均有不同程度的汗出。但亡阴之汗，汗出热而黏，兼见肌肤热，手足温，口渴喜饮，脉细数疾而按之无力等阴竭而阳极的证候；亡阳之汗，大汗淋漓，汗凉不黏，兼见畏寒倦卧，四肢厥冷，精神萎靡，脉微欲绝等阳脱而阴盛的证候。由于阴阳是互根的，阴液耗竭则阳气无所依附而散越，阳气衰竭则阴液无以化生而枯竭，所以亡阴与亡阳的临床表现，难于截然割裂，其间可迅速转化，相继出现，只是有先后主次的不同而已。

亡阴与亡阳的治疗都以扶正固脱为主。亡阴则舌裂纹宽、深长、范围广、纹聚、曲折、龟裂、剥脱少苔、苔上苔、纹上纹、枯、红绛而干。亡阴者应益气敛阴、救阴生津，大补元气以生阴液而免致亡阳，常用方有生脉散；亡阳则舌质淡白滑润，舌津液黏度低，舌体萎软乏力，舌苔多薄少，病程短则也可厚重。舌纹多体现出纹理复杂多变、粗长宽的气机逆乱状态。亡阳者应益气固脱、回阳救逆，常以独参汤、参附汤等治之。

（3）八纲的关系　表里、寒热、虚实、阴阳八纲的区分并不是单纯的、彼此孤立的、静止不变的，而是错综复杂、互相联系、互相转化的。归纳起来，八纲之间存在着"相兼""夹杂""转化"的关系。

"相兼"即指两个纲以上的症状同时出现，如外感热病初期，见有表证，还须进一步辨其兼寒或兼热，故可分为表寒证和表热证；久病多虚证，当进一步辨其属虚寒证或虚热证。相兼证的出现，不能平均看待，而是有主次和从属关系，如表寒、表热证都是以表证为主，寒或热从属于表证，治疗当以解表为主，分别用辛温解表或辛凉解表；虚寒、虚热证都是以虚证为主，寒或热也从属于虚证，治疗时当以补虚为主，分别用补阳或滋阴的方法。至于表里相兼时，以何证为主，须看具体病情而定。

"夹杂"即指患者同时出现性质互相对立的两纲症状，如寒热夹杂、虚实夹杂、表里夹杂（习惯上叫表里同病）病。另外，在疾病发展过程中，还会出现一些假象，如真热假寒，真寒假热等。所以，在辨证过程中，要细心观察，全面分析，去伪存真，抓住本质，以免造成误诊、误治，延误病情。

"转化"即指某一纲的症状向其对立的一方转化。表里之间、寒热之间、虚实之间、阴阳之间既是相互对立的，又可在一定条件下相互转化。如外感风寒见恶寒发热、头痛等表寒证，若因病情发展或治疗不当，则病邪可由表入里，病变性质可由寒转热，最后由表寒证转化为里热证；实证可因误治、失治等原因，致病程迁延，虽邪气渐去，而正气亦伤，逐渐转化为虚证；虚证可由于正气不足，不能布化津液，以致产生痰饮或水湿、气滞或血瘀等实邪，而出现种种实证。转化是在一定条件下才能发生，辨证时必须随时审察病机的转变，及时诊断治疗，避免疾病向恶化方向发展，促进疾病向痊愈方向转化。

八纲辨证运用时，首先辨别表里，确定病变的部位；然后辨别寒热、虚实、分清病变性质，了解正邪双方力量对比状况；最后可以用阴阳加以总的概括。

（三）辨体质

体质，是由先天遗传和后天获得所形成的，人类个体在形态结构和功能活动方面所固有的、相对稳定的特性，与舌象要素具有相关性。个体体质的不同，表现为在生理状态下对外界刺激的反应和适应上的某些差异性，反映出正气的盛衰，抗病力的强弱，决定发病过程中对某些致病因子的易感性和疾病的转归。体质的判断是依靠客观现实的生理特征，而舌象的客观性、整体性、特异性和全息对应性决定了其可以作为辨识人体体质类型的重要指征。所以，对体质的研究有助于分析疾病的发生和演变，为诊断和治疗疾病提供依据。

"体质"是在中医理论发展过程中形成的病理生理学概念。查《辞海》无"体质"一词，但对"体""质"分别解释为："体"，指身体，"质"为性质、本质。所谓体质，就是机体因为脏腑、经络、气血、阴阳等的盛衰偏颇而形成的素质特征。

希波克拉底（Hippocrates of Cos），被西方尊为"医学之父"的古希腊著名医师，西方医学奠基人。提出"体液（humours）学说"，认为人体由血液（blood）、黏液（phlegm）、黄胆（yellow bile）和黑胆（black bile）四种体液组成，这四种体液的不同配合使人们有不同的体质和个性。他把疾病看作是发展着的现象，认为医师所应医治的不仅是病而是患者；从而改变了当时医学中以巫术和宗教为根据的观念。主张在治疗上注意患者的个性特征、环境因素和生活方式对患病的影响。重视卫生饮食疗法，但也不忽视药物治疗，尤其注意对症治疗和预后。他对骨骼、关节、肌肉等都很有研究。他的医学观点对以后西方医学的发展有巨大影响。

身体的素质特征是复杂的，但根据脏腑气血阴阳的功能状态以及邪气的有无，可以分为正常体质与异常体质两大类。异常体质又可按邪正盛衰分为虚性体质与实性体质或复合性体质三类。

正常体质即身体强壮且无寒热之偏的体质。表现为形体肥瘦匀称，健壮，头发盛长而黑，面色红润，肤色红黄隐隐，明润含蓄，目光有神，精彩内含，鼻色明润，嗅觉通利，口和，唇红润，胃纳佳，四肢轻劲有力，能耐受寒热，二便正常，脉象从容和缓，节律均匀，舌质淡红、润泽，苔薄白。此类型体质阴阳无明显偏颇。

虚性体质系指脏腑亏虚，气血不足，阴阳偏衰为主要特征的体质状态。常见有以下四类。

气虚体质：全息舌象为舌淡红，舌下腹面苍白，缺乏荣润，舌边有齿印。

提示患者素体气弱少力之质。此型胖人和瘦人均有，但瘦人为多。毛发不华，面色偏黄或㿠白，肤色黄，目光少神，鼻部色淡黄，口淡，唇色少华，肢体疲乏无力，不耐寒热，纳呆，大便正常或便秘，小便正常或偏多，脉象虚缓。

血虚体质：全息舌象为舌淡胖不泽，舌津液枯涸，黏度高，兆示患者血虚之体常见的素质特征，主要可见面色萎黄或苍白，唇舌色淡，毛发枯燥，肌肤不泽，精神不振，疲乏少力，动则短气，大便常秘，脉象细弱等象。

阴虚体质：全息舌象为舌红少苔或无苔而乏津，舌瘦小而薄。兆示患者阴液亏虚，失于滋润、阴虚阳亢的体质状态。体形瘦长，面色多偏红或颧红，肤色苍赤，巩膜红丝较多或见暗浊，两眼干涩，视物昏花，眵多，鼻中微干，或有鼻血，口燥咽干，多喜饮冷，唇红微干，手足心热，大便偏干或秘结，小便短赤，脉细弦或数。

阳虚体质：全息舌象为舌质淡胖，边有齿印，苔薄白细腻。兆示患者素体阳气亏虚，阴寒内盛的体质状态。多见形体肥胖，面色少华、㿠白，毛发易脱落，肤色柔白，两目胞色晦暗，鼻头冷或色微青，口唇色淡红，形寒肢冷，倦怠，背部或脘部怕冷，多喜偏热食物，大便溏薄，小便清长。

实性体质是指邪气有余为实，故实性体质主要是指体内阴阳偏盛，痰、瘀等邪气内结所形成的素质特征，常见以下五种体质类型。

阴寒体质：全息舌象为舌质淡，如血虚寒凝痛经证者，舌下腹面若冰箱里取出的模糊水汽之冻肉色。兆示其素体阴气偏盛之质。见形体壮实，肌肉紧缩，皮肤紫黑，四体常冷，多静少动，喜热恶寒，脉紧实。

阳热体质：全息舌象为舌质红或暗红、质坚，舌苔薄黄或黄腻而苔质厚涩，舌纹粗长深宽曲折，如悬针纹、丰字纹、雾圈纹等，兆示其素体阳气偏盛之质。见体格较强健，面色潮红或红黑，有油光，目睛充血多目眵，口唇暗红或紫红，脉紧实有力。

痰湿体质：全息舌象为苔腻厚，全舌下腹面以皱襞外侧区域尤著，表现为水汽弥漫，郁络毕现，若树叶之络脉，扩张阻滞，凸出表面。如银树纹、三光纹、雨伞纹等。兆示其由于体内痰饮水湿潴留而形成的素质特征。体形多肥胖丰腴，面色淡黄而暗，肤色白滑，鼻部色微黑，口中黏腻不爽，四肢沉重，嗜酒茶，恣食肥甘，大便正常或不实，小便不多或微浑，脉濡或滑。

瘀血体质：全息舌象为舌质青紫或暗，或舌边青，有点状或片状瘀点，舌下静脉曲张为主，兆示患者经脉不畅，血瘀不行，或瘀血内阻的体质状态。此型多见于瘦人。表现为毛发易脱落，面色黧黑或面颊部见红丝赤缕，肤色偏暗滞，或见红斑、斑痕，或有肌肤甲错，眼眶暗黑，或白珠见青紫，红筋浮起，鼻部暗滞，口干乏津，但欲漱口不欲咽，口唇淡暗或紫，脉弦或沉、细涩或结代。

气郁体质是指脏腑功能失调，特别是气机郁滞为基本状态的体质类型。以上所述体质类型是按正虚、邪实分类，但临床常见某些人群、特别是女性群体，出现以肝郁不舒、气机郁滞为特征的体质状态。见性格内向，少言寡语，素多抑郁，遇事善于思虑，难以忘却，多愁善感，叹息嗳气，胸胁胀满，脘腹胀闷，或多怒易急躁，口干苦，舌象因素以凸凹解析为主等。

复杂体质是指兼具上述两种以上不正常身体素质的体质类型。如气虚与痰湿体质混见，见于肥胖之人；气虚与瘀血体质混见；阳虚与阴寒体质；气郁与痰湿体质；气郁与阴虚体质等。

简而言之，中医体质的分类如下：五行分类法；阴阳二十五人分类法；阴阳分类法，即太阴、少阴、太阳、少阳、阴阳、和平；体型肥瘦分类法，即肥人、瘦人、肥瘦适中人；从秉性勇怯分类法，分为勇敢之人、怯懦之人、中庸之人；而现代体质分类法即九分法，分为平和型、气虚型、阴虚型、阳虚型、湿热型、气郁型、痰湿型、血瘀型、特禀型体质。

（四）辨病因

中医学认为，病因就是导致一种疾病发生的原因。它包括致病因子和致病条件。流行病学中的病因一般称为危险因素，是指使疾病发生概率升高的因素。舌诊提取致病因素是否可重复性、其指标是否具有特异性决定着诊断的准确率。

中医分类：病因种类繁多，现代对病因的分类，是将致病因素与发病途径结合起来进行分类，分为外感病因、内伤病因、病理产物形成的病因，以及其他病因四大类。即：

① 外感病因：六淫、疠气（戾气、疫气）。

② 内伤病因：七情（喜怒忧思悲恐惊）、饮食失宜（不节、不洁、偏嗜）、劳逸失度（过劳、过逸）。

③ 病理产物：痰饮、瘀血、结石。

④ 其他病因：外伤、诸虫、药邪、医过、先天因素。

舌象具有反映机体各种功能状态的客观性和准确性的特征，在循证和判断致病因素对应关系的过程中，通过三分九区法把五脏六腑特异性全息对应区域精确定位在舌象具体区域，同时把舌象指标解析细化量化为舌象要素，通过对要素之舌质、舌体、舌态、舌纹、舌苔的特异性指标信息提取，经大脑图景信息转换，综合判断病因、病机和病位，审证求因而辨证论治。相较于脉学的抽象难学等，全息舌诊具有更直观、更全面、更准确、更客观地反映疾病致病因素的优越性。

（五）辨病机

病机是指疾病发生、发展、变化及其结局的机制，以阴阳五行、气血津液、藏象、经络、病因和发病等基础理论，探讨和阐述疾病发生、发展、变化和结局的机制及其基本规律，即病机学说。其反映疾病的本质属性，具体病机是指在一定时间内主导病情发展转归的主导因素，具有时空限定下的概念。

当致病因素作用于机体，导致疾病的发生。由于人体正气强弱不一，病变部位有深浅，阴阳平衡状态有别，邪气性质与盛衰亦有差异，在疾病过程中的病机也是随着正邪消长而不断变化的。疾病发生、发展和变化的机制，即致病因素作用于人体，破坏了人体阴阳的相对平衡后，所出现的各种病理变化。病机是医者透过错综复杂的临床表现，经过仔细的分析，把握阴阳的消长、病邪的进退、病变所在的脏腑经络以及气、血、津液失调的具体情况而归纳出来的，它反映了病证变化的机制，是决定治疗法则和处方用药的前提。故中医治病，历来十分注意审察病机。

病机是维持着疾病发生、发展的内在因素，具有层次性、变化性和复杂性。所以，病机是随着疾病的不断变化而演变。如虚实，邪气侵袭，伤害正气，病机由实转虚；正虚不运，痰饮、瘀血等病理产物内生，病机又由虚转化为虚实夹杂，称之为因虚致实。又如寒热，感受寒邪，初起可表现为寒证，但寒邪久郁会生热，病机也随之演变为寒郁化热；而热病过程中，因正气受损，或过用寒凉之药等因素，亦可转化为寒证。了解这些病机演变，对临床合理使用温凉补泻等法是很有意义的。

舌象对机体信息的表征具有全息性、整体性、客观性和时序性的特点，可以对疾病发展的过程的病机多层次、多方位以及主导者变化交替的状态做到精准细致的分析判断，为临床针对性强的治疗方案制订和有的放矢地用药提供理论依据，从而取得理想治疗效果。

（六）辨病位

辨病位就是确定病证发生所在的部位。致病因素作用于人体而发病时，一般总是有一定的部位，如脏腑、经络、五官九窍、四肢百骸以及气、血、津液等都可能成为病位。病位不仅要落实在脏腑等具体部位上，而且应该结合生理病理变化来探求病位之所在，如心气虚证、脾阳虚证等，其中心气、脾阳均可理解为病位；另外，病证传变的层次也可视作病位，如表与里是病位，卫、气、营、血是病位等。一般来说，外邪多侵犯人体之表导致表证，也可内传证变入里；饮食劳逸失调、情志内伤后损伤人体精气阴血而致病在里。根据舌象的变化可以知道疾病具体的位置，辨病位在辨证中具有重要意义，因为病位不同，症状有异，反之也是舌诊循证病位的理论依据；舌可用的定病位的方法有如下5种。

1. 表里定位法

是病证横向传变的定位方法，在外感病证中运用广泛。六经病证中，太阳主表证，少阳主半表半里证，三阴主里证；而卫气营血病证，病位由表入里顺序排列。按舌象的症状表现：如外感温毒，本在气分，舌淡红，苔薄白腻。若出现逆传心包则心脏信息区域出现圆珠舌纹、舌苔斑驳苔少地图样，兆示心悸喘促、自汗乏力、口干舌燥、气短胸闷等症。这说明气分之病邪，逆传心包，温毒内陷，心阴耗伤，惊悸失眠，自汗胸闷，可以出现心电图、心肌酶检查异常等。

2. 上下定位法

是病证纵向传变的定位方法，在六淫邪气致病和湿热温病证中运用。如风邪侵上，湿邪伤下；湿热温病证中有舌诊上、中、下三部位之不同。通过舌纹、舌苔、舌形态的变化来确定大致病机趋势。依据舌上背面和舌下腹面的不同脏腑定位及舌象要素量化细化改变等，可以判断患者病因、病机、病位、病势及预后转归等。

3. 气、血、津液定位法

是辨别病证在气、在血的定位方法，通常运用于杂病辨证中。一般新病入气，久病及血；病轻浅者位在气分，病深重者位在血分。伤血则舌瘀滞暗淡、郁热则苔燥而干枯黄焦等，伤津液则舌津黏稠少津而干涩纹裂。津液是机体能量信息的载体，气血动荡，最易耗失，在温病辨证论治体系中，甚为重视，也是三焦辨证之量化的理论依据之源轴。

4. 脏腑定位法

是辨别病证在不同脏腑部位的定位方法。此定位法涉及的范围较广。结合脏器与病因方面的关系定位，如风伤肝、火伤心、湿伤脾、燥伤肺、寒伤肾等；结合脏器与季节相应的关系定位，如春病位在肝、夏病位在心、长夏病位在脾、秋病位在肺、冬病位在肾等；结合脏腑所属经络循行路线定位，如肝之经脉绕阴器、抵少腹、布胁肋等，因此，上述部位的病证可定位在肝；结合五脏与五体、五志、五液等的关系定位，如肝开窍于目、在体为筋、其华在爪、在志为怒、在液为泪，故以上方面的病证变化可定位在肝；结合脏腑与体表局部的对应关系定位，如寸关尺脉分候脏腑等；结合脏腑各自生理特点和临床病理表现定位，如肺主气，肺病证表现有咳嗽、气喘、吐痰或咯血等，因此见咳、痰、喘等可定位。

5. 舌图定位

最常用简便可靠的病位定位法，按三分九区法把脏腑之全息对应分布区域精准定位出来，是一项反映病因病机病势的好措施。其包括背面舌脉对应图、腹面九分区法、舌质、舌苔与舌纹辨证等。

（七）辨西医指标和疾病

在脉学领域中，金氏脉学和许跃远的脉学对西医疾病和具体临床检验及仪器检查指标高符合的诊断具有客观可重复性的特点，全息舌诊之舌下诊断标准以及舌脉统一论下的舌上背面的具体西医指标和疾病的诊断也具备了这些标准。

如舌尖部的尖点纹、瘀暗瘀点，就是过敏性疾病之鼻炎、皮炎湿疹、荨麻疹的具体表现。具体辨证以现象出现的具体部位来判定是鼻炎还是皮炎等。

舌下腹面部中右侧出现的静脉瘀滞扩张膨隆凸起者，可以判定为肝部形态结构上的改变及功能上的受损。既可以是血管瘤，也可以是肝脏细胞的具体损害等。

如果舌底下左侧皱襞处出现囊性赘生物，在男性则为前列腺囊肿，女性则为卵巢囊肿等等。

舌津液拉丝成线，黏稠度高，舌质瘀暗胖大，苔厚粗腻，舌纹长、宽、深、曲、聚，舌态颤抖等，多是三高症、心脑供血不足、焦虑症、帕金森病等。

（八）辨证论治与生活指导干预

通过舌象可以确立患者的体质和生活境遇，当下的身心状态，通过舌脉全息统一向量化理论的指导，快速找到病因、病机和病位，并辨证论治，做到对病程流节点干预措施的全程、及时、有效，并可以做到预后转归良好。

甚至可以对社会生活等指导，如指导养生、治未病之未病先防、人格趋势的利弊和生活观念的转变、生活中的事业情感的困惑等等。

致病因素中饮食劳逸、情志内伤、禀赋个性等都对干预措施有效性有着很重要的影响，所以辨证论治中的施护措施很重要，有时会决定疾病的干预措施是否达到预期标准和目标。

（九）推测预后

预后是对于某种疾病发展过程和后果的预测。舌象辨得出八纲，必然可以综合归纳统筹预判到患者以后的生存状态、疾病预后等。

全息舌诊在时序性原则指导下，把辨病、辨证、辨体质等措施，综合掌握判断疾患的邪正盛衰，推测其预后转归的趋势，为辨证论治提供客观全面的依据。举例：如判断抑郁症的波浪式治疗过程，糖尿病男患者的关注点、癌症体质的预测、患者的依从性等等。

（十）辨疗效

真实客观地判定针对疾病所采取干预措施的有效性，是临床疗效评价的主要目标和核心内容。疗效评价是对采取干预措施所具有的改变对某个生物个体和（或）群体的特定病证或非健康状态的发展过程、结局或预后的判定。

舌象的直观性、客观性、形神兼顾、全息舌脉对应、局部与整体对应的特点，体现出中医学天人相应、脏象学说理论和辨证论治体系的特点，符合了现代医学科学性和客观性的要求。

全息舌象要素的分解细化、量化、脏腑特异性、全息对应信息区的标注等，都有助于在患者复诊过程中前后对比观察、量化分析、疗效判定等。

（十一）指导易患疾病的筛查防护

舌诊可以判定患者的体质等，有些致病因素会使具体个体对某项致病因素具有倾向性，以及体现出在应对某个事件或疾病时的易感性、耐受性不足的特点。所以要其注意平时的修身养性，做好干预措施之养生保健指导，舌诊可以在指导定期查体、筛查疾病易患疾病等方面做到未病先防，既病防变。

例如，舌下腹面出现囊瘤体质之瘀点瘀斑，可以指导患者及时用辅助仪器检查，有利于筛查疾病，做到早发现、早诊断、早治疗，提高生存质量。

二、舌象信息的辨识

《望诊遵经》云："大凡望诊，先分部位，欲识五色之精微，当知十法之纲领。"而十法，即浮沉、清浊、微甚、散搏、泽夭。

而舌全息像的信息辨识可以从形象（舌形、舌态、舌境）、位置（上下左右正反、全息定位信息域）、频率（舌态动静）、舌张力、气血流利度、黏稠度（舌质苔之老嫩、枯荣和津液稀稠、明暗）、舌势（舌纹舌态舌质向量动态分布趋势图）、温度（寒热、舌质、舌苔、舌津液、舌纹）、均衡（凹凸，舌大小、中轴线的偏移、舌纹的出现和牵涉的信息域）方面来解析。

三、舌象要素

舌象要素主要包括舌体、舌苔、舌津液、舌态、舌纹五部分内容。

（一）舌体

这里的舌体是指舌苔、舌纹、舌津液外的舌的整体形态，舌质内容是其一大部分，舌苔等分列之。

（1）左右　以患者的身体位置而分左右，以舌的中轴线为分界线。

舌之左右关系可以辨识病变的脏腑、疾病的表里关系、风邪寒热属性、身体前后位置、病机演变的具体原因、方式及判定预后等。

（2）上下　舌尖为上，舌根为下。三焦等分，则上焦为上，下焦为下，相对于上焦，中下焦都为下，中焦是下焦的上，是上焦的下，上下是相对的。

具体包涵病变的脏腑、疾病的表里、风邪寒热、虚实关系、病机演变等内容。

（3）正反　舌上背面为正面，舌下腹面为反面。舌上背面研究气血津液、脏腑定位。舌下腹面九分区法适合妇科疾病的精准定位，四肢关节、心脏、肝胆、胰、脾、肾、卵巢、前列腺、子宫、大肠等功能的全息定位显示等。

（4）曲直

① 直：舌体刚硬僵直，紧张度多高，提示存在耿直心态、肢体僵硬麻木、痰蒙清窍，瘀血冲脑、眩晕失忆等可能性。

② 曲：舌体凹凸少平，曲折不直，舌体紧张度多偏低，提示存在舌体劳心劳力心态、化热心烦、心神不安等可能性。

曲与直都可化热，曲多直少。病机致病因素复杂则曲，病机致病因素单纯则直。曲直因素临床都可以表现为舌体紧张度增高，只是概率多少而已。

（5）寒热

① 舌色之辨：舌质、舌苔、舌纹。例如：舌色淡青多寒，红绛多热；苔白多寒，苔黄多热，灰苔寒热都可出现；舌纹少而浅多寒，舌纹深而多，裂纹深长者多热。

② 辨心理状态：孤独落寞无爱，苔白凹陷清淡水泽、郁怒狂躁多痰，凸起赤红，郁暗充血少津而燥，裂纹苔厚腻而偏黄。

（6）大小　人之禀赋不同，舌有大小之分。后天舌体的胖大齿痕则脾虚多痰湿，偏土型人；舌体瘦小则多气滞血瘀、焦虑多化火等，偏金型和木型人；舌纹的大小，反映病势发展趋势，气血津液在舌面上分布的状态显示。

（7）老嫩　舌质和舌苔的老嫩因素具有与寒热和稀稠因素密切相关性。津液的稀稠是机体脏腑在虚实寒热致病因素下津液的太过不及具体表现于涎液的黏稠度不同。舌质和舌苔受到脏腑气血津液滋养的不同而体现出舌苔的老嫩，色泽的不同。舌苔和舌质的苍老则提示机体津液不足，水液代谢障碍，酸碱平衡失调，口干舌燥，阴血不足，失血脱液，急需补充。多与温热伤阴，病涉三焦灼阴伤津耗液所致。

（8）敛散　敛散可以是舌体和舌苔的形态大小，也可以是舌苔粗细颗粒的状态，表现为舌体的胖大、舌苔的细腻或粗大秽浊，以敛散来观察舌纹开裂的状态，反映出病势涉及的能量趋势等。舌津液的敛散，可以判断脾肾阳气的功能，体现出机体的寒热和虚实等。

寒则收引，热则发散，病灶气血瘀滞、能量蓄积、代谢失常、病势急迫则舌纹裂长而宽深，反之则短细而窄浅。舌津液的过多难收而散，甚至开口即溢流而滴涎如线，多是脾肾阳气不足，收摄无力，运化不足所致；反之敛可以是口干乏津、病势加重、实邪化热、温毒入深、伤津耗液、病涉中下焦。舌下腹面的敛散可以根据具体部位区域判定脏器或腺体的生理病理状态，水液代谢和机体整体内分泌的具体情况。如舌下腹面的整体如水浸泽而胖白凸，显示机体水液代谢异常，肺脾肾膀胱方面的气化运化能力下降，需要温阳化气利水。如果舌下腹面红赤郁暗，舌下静脉曲张过度，蛛丝弥漫于舌皱襞外缘，血压、血糖、血脂、尿酸、风湿因子等出现异常，舌底出现银树纹（图3-8）等则考虑三高症、五高症、红斑狼疮等内分泌和免疫失调性疾病的鉴别诊断。

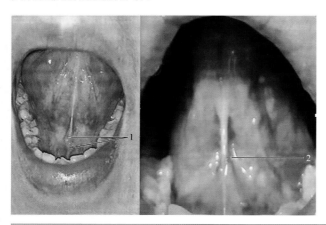

图3-8　银树纹
1—痔疮；2—肛窦炎

（9）凸凹　凸与凹是指相对于舌水平表面所显示出的凸出高起和凹陷低落的特征。凸起的形态可以是多样化，如圆形、条索状、海星状、不规则状等，凸起的性质既可以硬也可以软，可以是实性也可以是囊性。凹陷的形态是多样的，可以表现为裂纹样曲直不一若地图之沟壑、裂谷，也可以是凹陷如圆坑、水塘和不规则之陨石坑等。如《素问·五常政大论》讲：白术用于"卑监之士"（"卑监"：低洼不足，偏虚之义），苍术用于"敦阜之士"（"敦阜"：高出来的土堆，土运太过，偏实之义）。

凹陷既可以是脏器形态学上的萎缩和缺如，也可以是脏器功能的下降。可以是术后的表现，也可以是脏器禀赋的功能不足，还可以是缺乏关爱的体现。如凹陷在中焦中轴线附近，多是脾胃功能不足，相对的肝胆功能太过。此类人会多思哀怨、气血不足、运化不及、纳差泄泻等。

凸起为艮，为阻为滞，气血能量信息壅滞于局部而充血压迫凸起于舌，既可以是炎症增生、血管膨大扩张甚至成串珠纹（图3-9）之血管瘤、痔疮（舌下腹面舌系

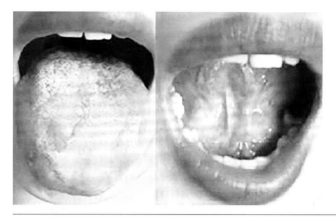

图 3-9　串珠纹（脾肿大多瘤体质图）

带之舌根附着部的隆起等），也可以是肿瘤增生。

凸凹不平舌图反映能量功能信息的分布趋势，根据凸凹的分布区域大小位置形态等，大致分为 2 大类：单个脏腑的局部信息区域凸凹及舌体几个脏腑信息区连片凸凹，后者又大致分成 6 种情形如下。

① 上凸下凹呈倒三角形，上大下小，上盛下虚，头重脚轻，眩晕乏力，气血并走于上，上热下寒，气逆上冲，易高血压、头晕、心悸、肝火旺，如图 3-10 所示。

② 下凸上凹呈正三角形，上小下大，气血下溜，升发不足，大气下陷，气机升不上来而短气不足以息、耳鸣心悸、喜叹气等。有的患者双腿沉重，女性有盆腔充血综合征、妇女白带偏多等，男则易阴囊潮湿，人沉稳，阳气不足，动易汗出，腰腿痛等，如图 3-11 所示。

③ 上下凸中间凹呈哑铃形舌象者，可出现中焦脾胃虚弱，多有慢性胃肠炎、心脑供血不足、痰湿阻滞、颈项不舒、筋脉拘急、关节僵硬、腰腿不畅、睡眠障碍等证，如图 3-12 所示。

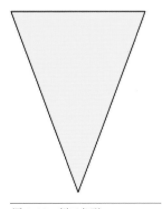

图 3-10　倒三角形

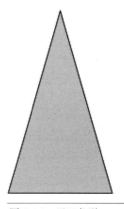

图 3-11　正三角形

图 3-12　哑铃形

④ 上下凹中间凸呈菱形，而菱形舌象者，可出现中焦盛、上下焦虚、痰湿阻滞、湿热下注、上蒙清窍等证，如图3-13所示。

⑤ 周边凸中间凹呈盂型舌象者，可出现肝郁脾虚证、肝胃不和、反流性胃炎、纳差痞满、焦虑强迫证、痰湿阻滞、癌瘤体质，还可以出现慢性肝病、慢性胃肠炎、抑郁症等，如下图3-14所示。

⑥ 一边凸另一边凹呈跛型舌象者，无论是左还是右出现此不平衡舌象趋势图，说明大脑供血不足或脑血管意外、中风偏瘫、半身不遂、一侧肢体功能障碍等后遗症，一侧肢体痿弱乏力，一侧肢体代偿性增强，舌象中轴线偏移歪斜，时间久了会出现脊柱侧弯，行走时出现跛行。按舌上背面图分为左大右小（图3-15）和右大左小（图3-16）。

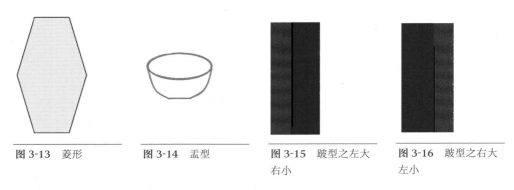

图3-13　菱形　　　　图3-14　盂型　　　　图3-15　跛型之左大右小　　　　图3-16　跛型之右大左小

（二）舌苔要素

1. 厚薄

透过舌苔能隐隐见到舌质的为薄苔，不能见到舌质为厚苔。舌苔的厚薄可测定正邪盛衰和病情的深浅轻重。舌苔薄厚、多少的变化，也是正邪进退的反映。舌苔由少变多、由薄复厚，一般说明邪气加重，主病进；舌苔由厚变薄、由多变少，说明正气渐复，主病退。若舌苔骤增骤退，多为病情暴变的征象。薄苔主外感表证，亦主内伤气郁。厚苔主痰饮、湿邪、积滞。舌苔由薄变厚，病邪自表入里，邪盛病进；舌苔由厚变薄，为病邪自里达表，正胜病退。厚则气血积聚，运化不及，痰湿阻滞，气机失畅，功能下降，致病因素可以是外邪，也可以是内伤所致。辨舌苔的厚薄，可判断疾病的轻重和预后，同一种致病因素在一般情况下舌苔厚则病势重于舌苔薄者，舌苔薄者病邪浅，机体抗病力强，病程会更短、易于痊愈，转归良好。

舌苔厚者多气多血、多痰多饮，会影响精神状态，相对于苔薄者来讲，其思维迟滞、行动迟缓、记忆力下降、郁郁寡欢或出现失心躁狂、身体沉重等。舌苔薄者气血偏弱，易出现气短乏力、久思多虑、心血暗耗、不耐疲劳、身心不谐、睡眠不实、惊悸不安、气阴损伤、脏腑失调、虚损不及等症。

2. 寒热

舌苔寒热因素反映出舌苔的阴阳之分属，病机之核心，疾病的性质以及轻重缓急的转归趋势。

（1）白苔　一般表示为表证、寒证。舌苔薄白而润为正常人的舌苔，同时，苔薄白亦是表示病在体表而未入里。舌苔薄白而过于润滑，多见于表寒证。苔薄白而干燥，为表热证或感受燥邪。舌苔白厚而干燥，代表湿浊化热伤津。舌苔布满白苔，摸之不干燥，称为"粉白苔"，表示得瘟疫病。苔白且干燥，称为"糙裂苔"，多见于温热病。舌淡苔白而滑润，代表寒证或寒湿证。舌苔白滑而黏腻，见于体内有痰湿或湿困于脾。舌苔白滑而腐，为胃腑蕴热。如果苔白如雪花片而质干枯者，称为"雪花苔"，表示脾冷。舌及满口生衣，出现霉苔或生糜烂点，为胃气衰败，脏气将绝之危候。

（2）黄苔　主里热证。舌苔薄黄而干燥，则里热盛，津液受损。苔黄干燥生刺，舌有裂纹，为里热极盛，津液大伤，脏腑大热。舌苔黄厚而腻，多为痰热、食积或湿热内蕴。舌苔黄滑而润，为阳虚表现。

（3）灰苔　主里证，既可以是寒证，也可以是热证。苔灰薄而润滑，多为寒湿内阻，或痰饮内停。苔灰而干燥，为热病或阴虚火旺。

（4）黑苔　大多由黄苔或灰苔转化而成，表明了病情极其严重。苔黑而干燥，为热盛津亏。舌尖苔黑而干燥，为心火盛。苔黑而润滑，为阳虚阴寒极盛。

3. 粗细

粗、细是指舌苔苔质颗粒的形态大小而言，是可以反映机体病因、病势、病机、病位等的一对舌诊要素。苔质粗可以反映出机体气血积聚旺盛，抗病力强，邪气致病力强，脏器功能受损，升降出入异常，疾病处于正邪相持阶段或外感兼内伤等复杂状况。舌苔质粗还可以反映舌苔分布区域的病势分布状态，有利于病因、病机、病位的分析，为辨证论治提供遣方用药的理论依据。

舌苔苔质颗粒细小致密，中厚边薄，刮之难去者，称为腻苔。苔质颗粉较大，疏松而厚，形状似豆腐渣堆积于舌面，刮之易去者，称为腐苔。腻苔常见于湿浊、痰饮、食积、湿温等。腐苔为食积肠胃、痰浊内蕴及溃疡之证。舌苔白腻，多为湿痰，或脾胃阳虚。舌苔黄腻，多为痰热，食滞化热。舌苔厚腐，多为饮食停积胃肠。舌苔布满白衣，称为口糜，表明胃气衰败。

（三）舌态

舌态，是指舌体的活动状态。正常时舌体伸缩自如，活动灵活。发生病理变化后舌体可出现强硬、痿软、颤动、短缩、歪斜等状态。

1. 动静

舌体伸出与回缩以及伸出静止不动的状态，反映出患者的精神情绪、神经功能状态等。

如舌体颤动，不能自停者多因动风或酒毒所致。舌淡红或淡白而蠕蠕微动，多属心脾两虚，血虚生风。舌紫红而颤动，多属肝风内动，热极生风。舌紫红或紫暗，挺出颤动，多为酒精中毒。当舌头伸出时，舌尖偏向一侧，或左或右，称为舌歪斜。病侧的舌肌麻痹，无力收缩，稍一伸长，舌体就两侧不均而偏歪，左侧舌肌麻痹时舌尖就向左，右侧舌肌麻痹则舌尖偏向右，此症常见于中风，即脑血管意外。属局部性疾病的，则为舌下神经受压迫损伤或面神经麻痹等引起。不明原因的舌歪斜，应提高警惕，排除颅内病变。舌伸出口外，内收困难，或不能回缩，称为舌纵，总由舌之肌肉经筋舒纵所致，可见于实热内盛，痰火扰心及气虚证。舌体紧缩而不能伸长，称为短缩舌，可因寒凝筋脉，舌收引挛缩；内阻痰湿，引动肝风，风邪夹痰，梗阻舌根；热盛伤津，筋脉拘挛；气血俱虚，舌体失于濡养温煦所致；无论因虚因实，皆属危重症候。

舌常伸出口外者为吐舌；舌不停舐上下左右口唇，或舌微出口外，立即收回，皆称为弄舌。二者合称为吐弄舌，皆因心、脾二经有热，灼伤津液，以致筋脉紧缩频频动摇。弄舌常见于小儿智能发育不全。舌体颤动且舌体能量分布趋势是上大下小倒三角形，舌左右上区边局部红赤尤显著，且呈水肿、放射、火焰样分布，此时多考虑偏头痛、三叉神经痛等。

舌吐弄多动相对于伸舌止稳者精神神智异常、神经敏感、气血波动大、营卫失和、焦虑不自信、自汗惊悸、睡眠障碍等。

2. 刚柔

刚柔是舌体伸出时体现出的张力因素，可以反映出寒热、虚实、疼痛等。

舌体板硬强直，运动不灵，以致语言謇涩不清，称为强硬舌。强硬舌多因外感热病，邪入心包，扰乱心神，致舌无主宰或高热伤津，筋脉失养，使舌体失其柔和之性，故见强硬。舌纵不收，肝风夹痰，风痰阻滞舌体脉络等，亦可使舌体强硬不灵。

舌强硬而色红绛少津者，多因邪热炽盛所致。舌体强硬、胖大兼厚腻苔者，多因风痰阻络所致。舌强语言謇涩，伴肢体麻木、眩晕者，多为中风先兆。

舌体软弱而柔、无力屈伸、痿废不灵，称为痿软舌。多因气血虚极，阴液失养筋脉所致。可见于气血俱虚，热灼津伤，阴亏已极等证。舌纵柔软而不收者多气虚证。

（四）舌津液

舌苔的润燥可了解津液的变化，若舌面润泽，干湿适中为正常舌象，虽有病而津液未伤；若扪之湿而滑利，则称滑苔，多主寒主湿，或阳虚水饮内停。若舌面望之干枯，用手扪之无津液，则为燥苔，多由热盛伤津、阴液亏耗，或气不化津所致。

1. 稀稠

稀、稠是指舌津液的浓度对比因素，可以反映机体的病邪性质、寒热虚实等。

舌津液稀则气血亏虚，脾肾阳虚，固摄无力，精血劳损，津血化源不足，纳差泄泻，畏寒肢冷，体虚乏力等，所患病邪轻，多属里虚寒证。

舌津液稠则痰湿食滞，病邪有化热趋势，炼津熬夜，甚至拉丝成条呈涎线于舌之两侧等。

舌津稠多与高脂血症、动脉粥样硬化、心脑血管疾病、高度肥胖、糖尿病、高尿酸症等有密切相关性。患者多喜荤厌素、上盛下虚、痰湿阻滞、筋脉拘急、关节不利、缺血缺氧、记忆下降、沉重乏力、湿热外泛、过敏湿痒以及鼾症眠差等。

2. 滑涩

滑、涩是指舌体流利度的指标，与稀稠因素是一体两面的关系。滑者可以是痰湿食滞等，病多属于寒性；涩则可以是湿郁化热证、气滞血瘀证和阴虚津亏证等，病多属热性。寒则收引，热则弛张，滑则多思寡言，涩则眠差心烦。

（五）舌纹

舌象反映的是局部与整体、形式与内容的哲学辨证关系，象本身就是全息的具体代名词，舌纹是舌象之单相要素，但也是全息舌象中反映躯体疾病的病位、病势、病因、病机、转归趋势等的特异性指标。

舌纹的指标可以具体到长短、曲直、深浅、宽窄、集散、凸凹、表里、内外、正反，以及具体图形图像上等。凡是病情偏缓、表浅、病势偏轻、病机不复杂、偏寒的，多具有纹理短、直、浅、窄、散、平、表、外等舌纹因素；凡是病情偏急、危重、病机复杂、偏热象者，多具有纹理长、曲、深、宽、聚、凹和凸、里、内等舌纹因素。通天纹、天柱纹、满舌纹、纹上纹、苔上苔者，多为病因病机复杂多变，病情危重。

舌纹的形态繁多，但有规律可循。其组成的方式可以用点、纵横、撇捺、聚散、曲直、远近的因素来表示。舌纹简单来看，就是点和线组成，线再分为直线和曲线，曲线两端因空间相交再分为不规则圈、圆圈。直线再分为横线和斜线，于是就出现交叉线等。

中轴线是以按舌的上下方向，均分为左右两部分的虚线。左右是以患者的位置左右而分，不是以医者的位置而论。以舌纹的延伸线与中轴线相交的角度来确定纵横纹的分类。习惯上可以把近于舌上段的角度作为衡量标准，即接近于直角的为横纹，无限接近于平行不交叉或与中轴线重叠的为纵纹。以锐角相交的为撇纹，以钝角相交的为捺纹。撇捺纹的产生机理有所区别，但区别不大，都属于斜纹范畴。以舌上之舌尖与中轴线相交点为基点，相近一端为纹近端，反之为纹远端。机体的升降出入异常是产生疾病的基础条件，机体脏腑气血能量信息的向量矢状走向分布趋势失衡是舌纹形成的主要因素，纵纹的产生是以上下方向的功能障碍为主，左右功能异常为辅，矢量方向以纹深宽一端为主；横纹以左右方向的脏腑升降出入异常为主要因素所致，上下方向的为辅，矢量方向以纹深宽一端为主。舌纹多而密集为聚，舌纹稀疏的为散。舌纹线条波浪弯曲状前行或回旋成圆圈状形象的为曲线纹，而基本以直线形式出现的舌纹为直纹。汪汉等命名的圆点纹，实际上就是星点纹的一种聚散形式，如膀胱、子宫内膜炎症疾病在舌面以密集星点纹或根点纹组成的环圈形状，间接反映出患病脏器的形态、大小、部位等信息。而其如圆珠纹（图3-17）等的命名脱离了舌纹的定义，其实是舌象中反映机体具体脏腑囊肿、肿瘤、血管瘤、血管扩张体质的具体体现。舌象反映的疾病，首先是舌局部本体的疾病，同时也是躯体的以整体为背景的疾病。

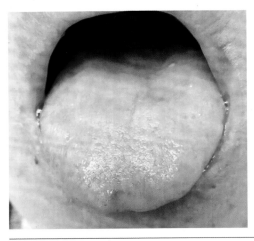

图 3-17　圆珠纹

　　舌刚、纹裂长粗宽曲交叉聚而津液枯涩、色暗、瘀斑、瘀点和囊性血管扩张凸起赘生，则是多瘤体质的表现。舌胖淡、腹面中区斑驳、苔厚腻、涎液沫拉线或拉丝成线者为痰湿多囊体质。撇捺纹和纵横纹可以是直线纹，反折纹而不相互交叉的也可以是曲线纹的范畴，而交叉、链接如"xx"或"8"的舌纹是显示病邪深入、势急危重、气血不和、交争不下，气血津液代谢失常，致病因素所致病理产物之能量潴留积聚过久，凸起、凹陷于舌面，机体局部出现不均质增生或充血瘀滞肿大而如十字花形裂开，因部位不同而所患疾病不同，可以大致显示出充血脏器部位、具体空腔脏器黏膜增生形态，如在舌中下区则多提示慢性萎缩性胃炎伴肠上皮化生、胃癌、子宫肌瘤、发热等；在舌边的右中区则是肝硬化、肝癌的可能性较大。在中区两侧缘之左右中区内侧缘的凸起，可以考虑是脾脏的增生超出正常生理值，即脾大。点状舌纹，就是星点状存在的舌纹，在舌尖和舌边多见，可以是小星点状，也可以是中凸圆珠状，多成群成片的出现，反映了具体脏腑生理病理学"红肿热痛"、炎性充血水肿失能状态，是外感六淫、情志不谐，以及如病毒侵害具体呼吸、消化系统、神经系统等的表现。如流行性感冒、呼吸道感染、脑神经炎、病毒性肝炎、病毒性心肌炎、盆腔炎、结肠炎、肾炎、子宫内膜炎等等。

第二节　全息理论解析舌纹

一、对舌纹的新理解

首先全息的舌就是全息的脉，全息的脉可以是全息的舌，只是分布区域有所偏差，以前其表述的方式和理论工具有所不同，现在可以试用全息的理论把二者融会贯通起来。

舌纹，即是舌面出现的裂纹。舌纹作为舌诊中的客观指标来使用古已有之，现代在汪汉等著的《舌纹诊病》一书中提出和大量论及，资料丰富，但更多的在讲具体舌纹与病证的对应关系，而没有对舌纹的产生机制和演变做更多的解析论述。本文要讲述的是舌纹诊病的机理，是方法论范畴。

我们要明白舌诊的临床意义是什么，舌象是反映机体内变化非常敏感的标尺，可以反映出正气的盛衰、病邪的深浅、具体的致病因素、病机、病位和病情的实时情势状态，以及预判疾病的转归，做到未病先防，既病防变，辨证论治、施护等。

二、对部分原舌纹及案例的图解诠释

（一）对部分舌纹的试解析

舌纹的出现，多是热盛、燥邪和阴虚原因所致，呈现出病势所致向量化趋势方向的脏腑气血津液的耗伤呈现失代偿状态。气血若波澜，机体脏腑气血信息向量化趋势分布必然呈现在舌，因病而形显于舌，反映了病位、病因、病机、病势和转归等。

舌纹出现的区域反映出病位，具体可以出现的症状与脏腑生理病理学内容有关，因舌纹的主要发展方向不同而病情表现不一。如偏于肺则咳喘痰炎，偏于脾胃则痞满呕利，偏于肝胆则口苦咽干目眩、胁痛黄疸，偏于心脑则智衰惊悸、胸闷憋气、心衰中风、筋络不遂等。

舌象要素研究发现，舌纹浅、窄、少、散、直则病因病机病情多简单轻浅，而舌纹深、宽、粗、曲、聚则病情复杂危重。

舌纹的基本形态是点和线两大类，纹线又分曲直，大致以纵纹、横纹、斜纹、点状纹、弧纹以及衍生的交叉纹为主。曲线纹实际上是微观化的交叉纹或弧纹，宏观化的直线纹。斜纹包括撇捺纹、八字纹等。弧纹包括梯田纹、雾圈纹等。龟裂纹实际上是交叉纹和弧纹的复杂舌纹形式之一。反折纹原则上属于交叉纹的更合理些。

舌纹之线纹两端，因疾病流程而一般可以分为始发端、继发端两种。始发端是指病灶始发位置，舌纹多粗、宽、深、大，纹色深暗。继发端是疾病发展趋势的方向，在此信息域的舌纹一端，显示的是纹细、窄、浅、小，纹色淡。始发端与继发端是综合判定的结果，容易受主观因素影响，但舌线纹一端致病信息量的大小还是很好判定的，所以说致病信息量大的也可以是继发性损害所致。始发端和继发端有助于分析疾病的发展趋势和转归预后，有利于针对性辨证治疗，既病防变，防微杜渐。

1. 舌下腹面的舌纹

（1）舌下腹面斑驳的舌纹

① 特征：舌下腹面之舌纹斑驳如银树纹（图3-22）、雨伞纹（图3-18）、三光纹（图3-20）者，就像失去荣润生机而枯涩泛白若土壤泛盐碱、寸草不生和死肉不新鲜般。草字纹（图3-21）舌下腹面对称之草字络纹，而蚯蚓纹（图3-19）形如蚯蚓，附于舌下腹面，多见于肝硬化类患者；串珠纹（图3-23）常见沿于纵皱襞两侧分布，形如两串珠子，色泽暗淡，中线色白，多见于静脉瘤。

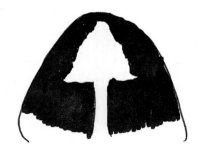

图3-18　雨伞纹

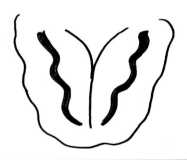

图3-19　蚯蚓纹

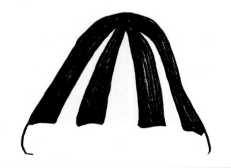

图3-20　三光纹

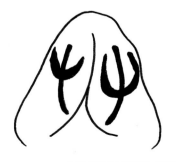

图3-21　草字纹

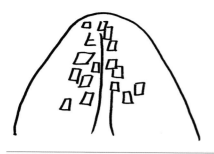

图 3-22　银树纹

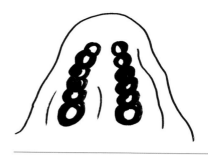

图 3-23　串珠纹

②临床意义：此多是气血不和、脂液不化、痰湿阻滞、血瘀、水液代谢障碍、出血水溢、增生癌变等，具体表现为三高症、狼疮肾炎、关节炎、胸腔和肺积液、胆囊炎和胆结石、胰腺囊肿、胃肠腺体增生癌变等。

（2）舌下腹面之静脉曲张的舌纹

①特征：舌下腹面之静脉曲张、瘀阻的草字纹、串珠纹、蚯蚓纹多反映出肝硬化、脾大、门静脉曲张，蚯蚓纹多是胆汁性肝硬化，雨伞纹常见胆石症，三光纹常见三高征、内分泌结缔组织病等。肝硬化脾大水液代谢异常、静脉回流侧支形成、三高征等可以综合表现为银树纹、草字纹、丰字纹等（图3-24）。

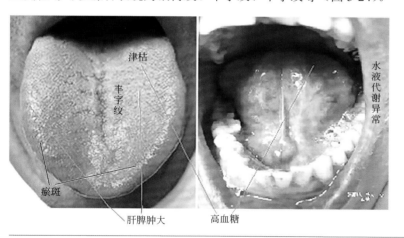

图 3-24　丰字纹、银树纹、草字纹（肝脾肿大、高血糖）

②临床意义：雨伞纹（图3-25）、三光纹（图3-26）反映机体脾之功能不足，脂液不化，如土泛碱，木失疏泄，土失健运，痰湿阻滞，气血不均，水湿流注，外在络筋，内在分泌，代谢障碍，斑驳失色，脾湿尤显，黏膜粗乱，泛溢肌肤，沉重乏力，水湿弥漫，舌体肿胖，凹凸不平，纹色局部淡暗分明。脾失收摄，血溢离经，濡润不及，堰塞致袂之银树纹如雪片碎撒于舌底中区，斑驳苍白样，失去鲜活荣润之色，可见于胃肠溃疡和肿瘤出血的患者。慢性结肠炎舌下腹面下区临床常可见到如蛛丝样的血管脉络裸露，或苍白斑驳水肿，水湿弥漫状态。

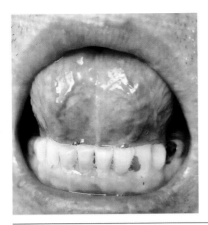

图 3-25　雨伞纹、蚯蚓纹（结肠炎、关节炎、胆囊息肉）

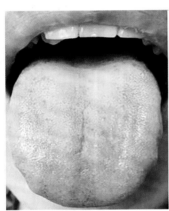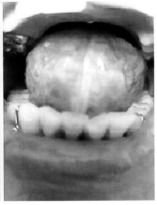

图 3-26　三光纹（胆结石、三高征、关节炎）

　　反映神经系统病症的尖笋纹（图 3-27）显示出人老先老腿，心病肾先衰，脑病下肢萎，下焦被迫性脊髓自主神经兴奋冲动，产生二便的排泄功能，但失去大脑意识的自控力等。

　　而肋骨纹（图 3-28）显示的是气血向量矢状方向为向外膨胀扩张、窘迫瘀滞的

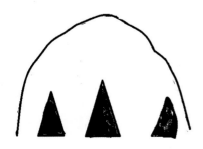

图 3-27　尖笋纹

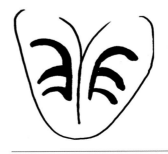

图 3-28　肋骨纹

状态，粗大但筋络不凸起，纹色青紫。肺心病患者多有此舌纹。

（3）舌下腹面癌瘤体质的舌纹

① 特征：舌底静脉迂曲扩张达到或超过分级诊断量化诊断标准，呈火焰纹（图3-29）、串珠纹、双舌纹（图3-30）。

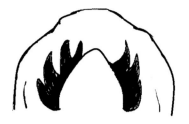

图 3-29　火焰纹　　　　　　　　　　　　　　图 3-30　双舌纹

② 临床意义：火焰纹、串珠纹、双舌纹的舌纹都可以是癌症肿瘤体质，是气血瘀滞严重失代偿的具体体现，多见于原发或转移性肝癌、子宫颈癌、卵巢癌、结肠癌等恶性疾病，也可见静脉瘤、风湿性心脏病等良性疾病。

2. 舌上背面的舌纹

（1）点状纹

① 特征及临床意义：舌上背面的同一种属性的舌纹在《舌纹诊病》一书中因部位和形状而冠以不同的名称，如点星状存在的边点纹、左右撇纹（图3-31），多患肝炎；尖点纹则多是外感、咽喉、鼻腔、气管过敏咳喘、皮炎、脑神经炎。尖点纹和边点纹还可以是血液病，边点纹可以是表邪沿经络内传或中风经络不遂、肢体麻木不畅的表现等；中点纹多是胃肠、子宫、盆腔、肾脏等炎性、出血性反应甚至是萎缩性胃炎伴肠上皮化生；下点纹多是气化不利，升降失调，出入固约失利，即可以

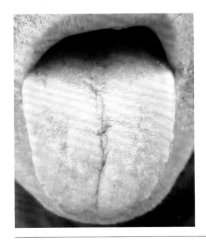

图 3-31　撇纹、交叉纹、圈纹（肝癌、慢性萎缩性胃炎伴肠上皮化生病史）

出现如带脉不固，冲任不足，如漏下、小便失禁、肾炎尿蛋白、尿血、泌尿系感染、性病、肿瘤崩漏、带下、肠炎坠胀等。圆点纹属于舌诊之凸要素的范畴，代表气滞痰凝血瘀之黏膜增生、腺体囊肿、血管扩张等，如肝硬化、肝肾囊肿、肺大疱、支气管扩张，还可以是阴血耗损、气虚乏力、自汗心悸等，如病毒性心肌炎、胃酸缺乏性胃炎。

多点纹（图3-32）多涉病毒瘀血，可以是湿热证表现，具体涉及皮肤的炎性反应如湿疹、脂溢性脱发、疱疹等。涉及脏腑内膜的心包、心内膜、胸膜、腹膜的炎症，以及腺体的炎性反应，如病毒性肝炎、流行性腮腺炎等。

分析图3-31可以看到，辨证为气血不足、虚实夹杂、肝脾失调、寒湿阻滞、脾肾阳虚水肿、下血漏证、肾性高血压、高尿酸等可能性，多见于胸膜炎、慢性胃炎、结肠炎、肝硬化脾大、慢性肾炎综合征等疾病。

还可以看到中轴线偏移，反映脊柱侧弯，后背沉紧，胸椎小关节紊乱，骨盆错位、右侧髋关节的股骨头劳损缺血，因舌纹气血流注偏右下区方向，纵纹长而下宽、深、曲折、交叉，反映了病势向下区发展。

下点纹则是气血下溜，贪占痴迷安全感差等。而圆点纹（图3-33）、舌体紧张度增高绷紧、伸舌反复则多是要求完美、不自信之人。

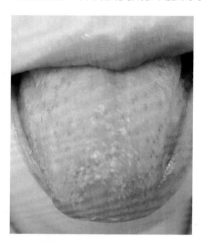

图3-32 多点纹

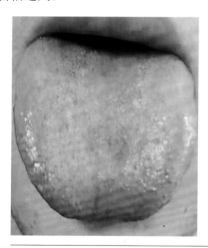

图3-33 圆点纹（心肌炎之多点纹）

② 提示：多点纹是卫气营血辨证之卫气阶段，类似西医炎症急性期阶段，多涉及病毒、细菌的感染前期应激阶段，局部舌域出现红肿星点样凸出因部位和聚散、数量差异不同而分别命名。

总之，多点纹与浮脉的指征类似，涉及皮肤黏膜和神经敏感症状。

（2）线状纹

① 特征及临床意义：丰字纹（图3-34）多在中部出现，以纵纹为主线，反映出舌纹的交叉聚集的状态，来自上下左右纵横舌纹所示致病因素下的腹膜、胃肠黏膜

充血糜烂甚至化生癌变，反映其气机逆乱，可以出现嗳气顶逆、泛酸烧心、口苦咽干、胃脘拘挛疼痛、急腹症、痞闷不畅、蠕动弛缓、恶心呕吐、纳差眠差等。

消化系统的疾病多与脾胃大小肠有关，舌纹出现在三分九区法的中区为主，常见丰字纹、粗针纹、龟裂纹、水字纹。

湿热瘀阻，气血凝滞，血流量下降，舌寒而泛白，局部增生瘀肿，呈雪花碎片点纹；如有透明薄膜或糨糊样舌苔，伴丰字纹、多点纹者，多见于高热伤阴、脾虚湿热、正衰邪微之证候。如外感伤寒、内伤之肝病、骨髓炎、败血症等疾病，多表现为阳不化阴，阴霾不开，生机萎废，半表半里、半阴半阳的迁延不愈状态。

舌津液的稀稠要素反映在舌表面的湿度和黏稠度上，偏稀则湿气大，偏稠则黏腻、津液量会少，患者张口时可见泡沫涎线或拉丝样，而津液量多呈痰涎绵长，都与机体脾胃、膀胱气化失常，肺脾肾水液代谢障碍有关。若拉线成片如刷糨糊铺于舌面，则脾肾阳虚更显，甚则出现如慢性骨髓炎低热缠绵，碎骨失活，疮口渗液不敛而迁延不愈。

麦穗纹是纵纹（图3-35）与反折纹的交叉，反映的是化热，兼曲线纹则温毒传逆、病涉心脑神经，热迫血行，肝风内动，常见中风癫痫，癌症高热，脑出血，肝硬化脾大出血等。丰字纹与蜈蚣纹反映的是脾主运化水谷，脾主升清，而胃为之受纳腐熟，以降为顺的功能异常，胃功能太过和脾功能不及兼杂，其病理学检查多以胃肠道黏膜细胞的局部增生变性等。

呼吸系统疾病进展期的胸膜炎、慢性阻塞性肺疾病所致肺源性心脏病可以出现纵横纹和左右撇、左右捺纹之正反八字纹；内分泌失调之肾病可以出现反折纹之水纹等；三分九区之上区的舌尖心脑区域如舌纹红紫、悬针状，代表脏腑充血瘀滞、痰火兼杂的病因、病机，出现痰蒙清窍、气血上冲、善忘惊狂及伴随肝风内动的神经疾病等。

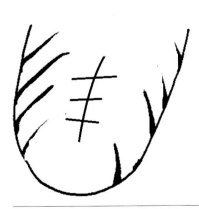

图 3-34　丰字纹、撇纹

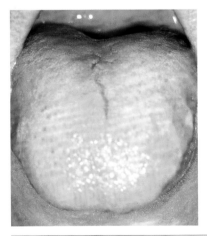

图 3-35　纵纹、齿痕纹、圆珠纹（右肺肺结节、左肾囊肿病史图）

既属于纵纹又是曲线纹之来去蛇纹，反映了裂宽和病势方向，常见于肝胃失和、郁滞失畅、脾肾阳虚证等。曲线纹体现出患者的情绪多是热扰心烦，焦虑失眠。曲线纹可横可纵，纵者反映风湿化热，横者胃热撑胀。长贯舌之上下，纹长、粗、宽、深而分枝，肝脾如沟壑之两岸，能量蓄积，隆起造山一般，气机不和，肝脾失调，胆胃逆乱，凸起增生，痰凝血瘀，久病耗元，入肾削形，甚则出现肝硬化、脾肿大、水湿代谢障碍等综合表现。

反折纹之人字正反纹多与心脑肝脾有关，多表现为阴阳虚损，功能不及，心肾不交，心脑供血不足，肝脾失调之慢肝硬化和肝源性脾虚泄泻等。此舌纹属于横纹为主证病机的范畴，以气机逆乱，气血失达为主，上下出入异常为辅，可与体现在水火交济，水液、脂液、血氧的平衡方面有关。

王字纹，属于纵横交叉纹范畴，舌纹交叉显示病机的郁热、增生和复杂多变，此舌纹以水液代谢失常疾病为主，因部位不同而大小和病机也不同。如小则阳虚证为主，阳虚水逆，凌心射肺；长则舌体瘦小萎缩，剥脱无苔，气血亏虚，虚损耗阴，以阴虚火旺为主，多见于肝脾失调，硬化肿大，萎缩性胃炎，肠上皮化生，肺部感染。双王字纹，主湿热证，常见于久病之人，如心肝肾的危重患者。大小正好的是正王字纹，以阳虚水停，痰湿化热，虚实夹杂为主证。

雾圈纹（图3-36）曲线多郁热伤阴，痰湿阻滞，凸起增生，凹陷失能，失运不畅，情志不舒，痰湿食积，纹碎龟裂，津血不荣，气虚不运，郁滞枯涩，外邪入里化热，内伤涉及心肝脾胃，此乃气血痰结证。

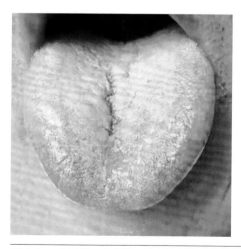

图3-36　交叉纹、丰字纹、雾圈纹（高血压性心脏病、肝硬化脾大、甲状腺结节、肾囊肿病史）

舌纹反折聚而裂宽深色黑腻，圈边苔厚干涩黏度高，郁滞湿热，化燥伤阴，边点纹零散分布，外邪内扰，舌紫，温毒直入，熬津炼痰，阴枯热燔，此乃热毒伤阴证。

从舌根到舌尖贯通全舌上下如通天之柱，是纵纹的深、宽、长的具体演变而已。病通心肾而贯胃纵劈身体两半，但也反映病程久及危急重。

如图 3-37 所示之悬针纹伴圈纹结合出现，纹深裂长，舌质偏红，舌苔白腻厚浊，代表会出现心脑实性病变，热极惊搐，发热缠绵，胃肠紊乱，呕泄频繁，脊柱侧弯，骨盆错位，筋脉拘急，背僵腿疼，肾病皮炎，增生癌变等可能。此乃温病内传，痰热结聚证。

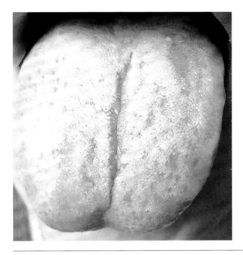

图 3-37　悬针纹伴圈纹

若天柱纹与工字纹错杂于舌面，显示出病势在左右脏腑增生恶变为主，病涉肝胃肺，多见于癌症重症，是阴虚痰滞证。

若天柱纹与雪花纹同现于舌面，病涉肺脾肝、空腔膜的炎症渗出，代表机体病属三焦湿热证，入营伤血，寒热错杂，邪弱正衰，水液代谢障碍。雪花纹是表邪瘀热，上焦水积。类似的光滑透明膜舌图如图 3-38 所示。

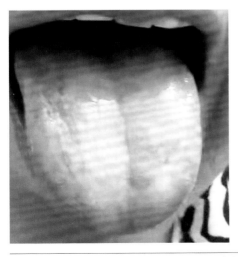

图 3-38　雪花纹、多点纹、鱼骨丰字纹（瘙痒症）

而蝎子形通天纹与撇纹（图 3-39）同现于舌面，主木强土弱，气滞痰凝，脂液不化，痰湿阻滞，积聚癥瘕，腺体增生，血瘀硬化。所以讲通天纹多涉肝肾同病。

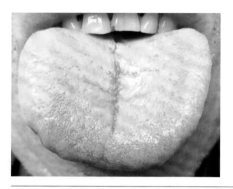

图 3-39 撇纹、丰字纹（肝肾囊肿、错构瘤、慢性胃炎、胃息肉病史）

满舌纹，多种舌纹的结合体，图 3-40 所示，即舌纹占据 3/4 以上舌面或全部舌面，被一种或多种舌纹聚集分布于舌面而无空隙，是正衰邪滞的病机，多见阴精虚损，局部增生恶变为辅。如图 3-41 之龟裂纹和多点纹，凸实凹虚，增生恶变，气滞痰凝血瘀，癥瘕积聚，秽浊疫毒聚积，常见于肝硬化、脾肿大、各类癌瘤、急腹症等。

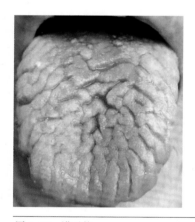

图 3-40 满舌纹

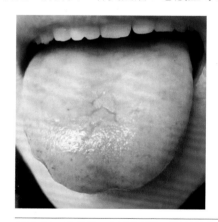

图 3-41 多点纹、交叉龟裂纹（过敏性鼻炎、喘息性支气管炎、眩晕症、慢性胃炎病史）

而喉癌病史患者之阴虚内燥显著常见川字纹，如图 3-42 所示。

八字纹和撇纹结合，满布于舌面则邪热伤阴，体虚易感，肾阴匮乏，内伤虚劳之体。龟纹、撇纹、八字纹结合而满布于舌面，肝经横纹主导，交叉曲线，裂宽深长，阴血耗损，脾肾虚劳，病涉三焦，阴虚痰浊，气机逆乱，局部增生，内分泌紊乱，正衰邪滞。正如下阴虚火旺证，如图 3-43 所示。

肝经涉生殖器之疏泄，若舌体紫大痛肿，常见艾滋病、梅毒、软下疳、淋病等。气机失调，水液升降出入异常，代谢障碍则可见肝肾不足之慢性肾病、肺源性心脏病等。

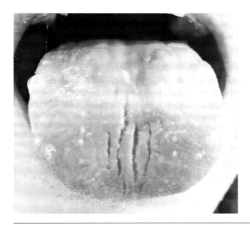

图 3-42　川字纹（喉癌）

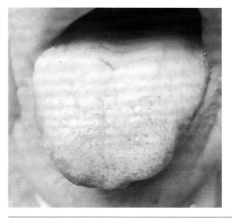

图 3-43　撇纹、多点纹

撇纹常见感受六淫表邪，半表半里，常涉肝胆脾胃之经腑同病。

八字纹（图 3-44）涉肺胃则痰浊阻滞，囊瘤状舌纹凸起主多囊瘤增生，苔上苔、纹上纹者，考虑脏腑出血可能。左肺小右肺大，左侧还有心脏占据位置，故按三分六区法，右上区主肺更合适，因为同源属性的组织器官其全息指标具有一致性和特异性。舌面除舌上部舌尖区域与肝不涉及外，其他区域都可以与肝脏有关系。右撇纹和（或）右龟裂纹都可以出现腰肌劳损、肌筋膜炎、肝源性腹泻、肝肾虚损、肾阳虚馁等。

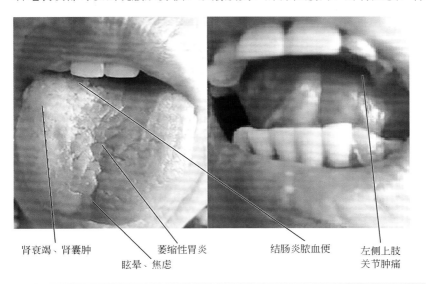

肾衰竭、肾囊肿　　　萎缩性胃炎　　　结肠炎脓血便　　　左侧上肢
　　　　　眩晕、焦虑　　　　　　　　　　　关节肿痛

图 3-44　八字纹、龟裂纹（慢性肾脏衰竭、慢性萎缩性胃炎、结肠炎等病史）

小针纹出现在舌尖，可以是精神分裂、神经性疾病、传染性脑病、心脏病（肺源性心脏病）等。涉肺心，裂纹粗直宽深之中针纵纹者，痰浊阻滞，有肺脓肿可能。纵纹再进一步者涉脾胃而舌紫青黑，苔浊腐厚腻者，多是癌瘤体质，考虑肝、胃、

肺癌瘤。雾圈纹和梯田纹（图3-45）多是阳虚水停，痰热上蒸，膀胱气化不利，膨胀波动的外显，与肺脾肾的水液代谢异常有着根本直接关系。可以是肺部感染、肺源性心脏病、心肾不交、肾盂肾炎、腹膜炎等。

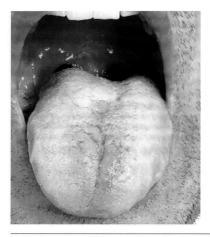

图3-45　雾圈纹和梯田纹（慢性再生障碍性贫血病史）

② 提示：复杂舌纹是点线面的综合，舌纹呈斑点的涉血分，纹条线者多病在气分，舌纹涉脏腑区域则脏腑病，与空腔脏器密切相关，如盆腔、膀胱、心脏等等，具体看纹之纵横、交叉、反折、长短、宽窄、粗细、深浅、曲直、聚散、纹色，以及涉及舌之脏腑分布区域等情形全息对应诊断。

（二）舌纹案例全息试解析

引用汪汉等著《舌纹诊病》书中15个案例的图例，用全息理论、凹凸能量功能信息向量趋势图理论试解析，如图3-46～图3-60。

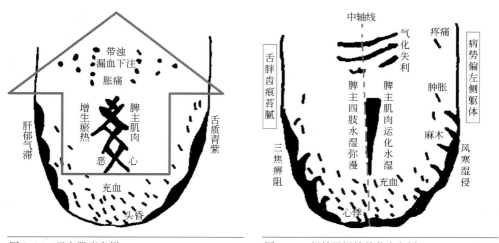

图3-46　子宫肌瘤案例　　　　　图3-47　慢性风湿性关节炎案例

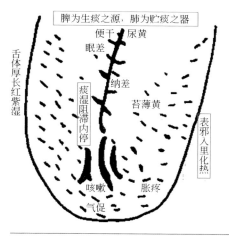

图 3-48　急性支气管炎案例

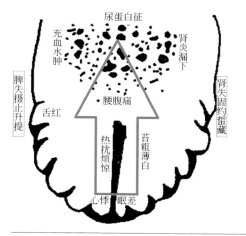

图 3-49　肾炎尿蛋白案例

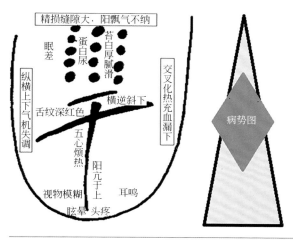

图 3-50　肾性高血压案例

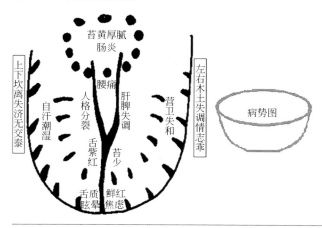

图 3-51　自汗焦虑证案例

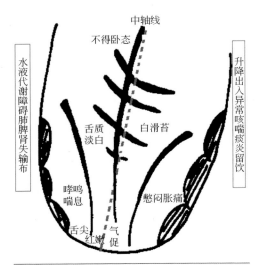

图 3-52 哮喘证案例

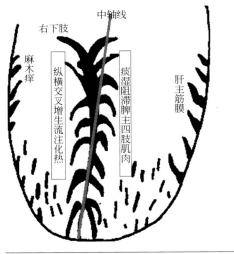

图 3-53 右下肢滑膜肉瘤案例

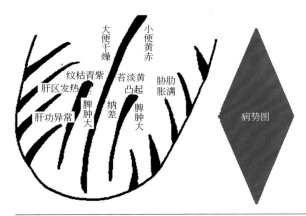

图 3-54 脾脏肿大案例

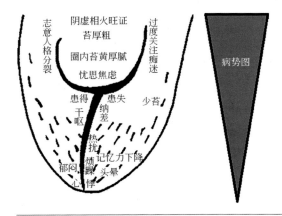

图 3-55 神经衰弱症案例

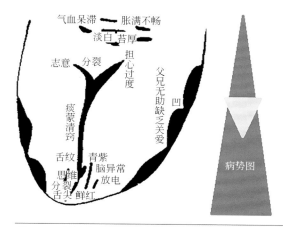

图 3-56　精神分裂症案例

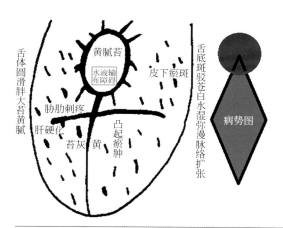

图 3-57　脾亢大出血案例

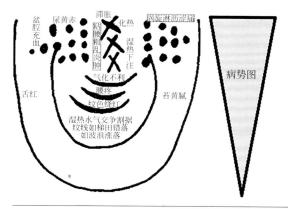

图 3-58　泌尿系感染案例

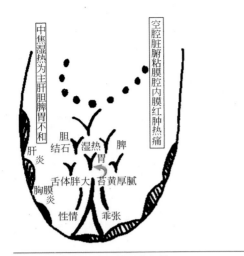

空腔脏腑粘膜腔内膜红肿热痛

中焦湿热为主肝胆脾胃不和

肝炎

胸膜炎

胆结石

湿热

胃

脾

舌体胖大　苔黄厚腻

性情　乖张

图 3-59 慢性肝炎胆结石症案例

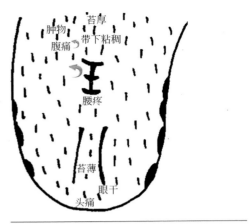

苔厚

肿物

腹痛

带下粘稠

腰疼

苔薄

眼干

头痛

图 3-60 右下腹肿物不育案例

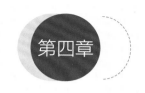

第四章 舌下腹面五脏九分区法

第一节 舌下分区的设计理论

一、设计指导思想

舌与经络的关系：舌与脏腑经络关系密切。《素问·阴阳应象大论》说："心主舌……在窍为舌。"《灵枢·脉度》说："唇舌者，肌肉之本也。"脾主肌肉，故脾与肌肉关系密切。手少阴心经、足太阳膀胱经、足少阴肾经、足厥阴肝经等边于舌。舌上经络密布，跟五脏相通。其中，心经系舌本，脾经连舌本，肾经挟舌本，所以舌跟心、脾、肾的关系尤其密切。

舌为心之苗。《灵枢·脉度》说："心气通于舌，心和则舌能知五味矣。"手少阴心经之别系舌本。因心主血脉，而舌的脉络丰富。心血上荣于舌，故人体气血运行情况，可反映在舌质的颜色上；心主神明，舌体的运动又受心神的支配，因而舌体运动是否灵活自如，语言是否清晰，与神志密切相关。故舌与心、神的关系极为密切，可以反映心、神的病变。

舌为脾之外候。足太阴脾经连舌本、散舌下，舌居口中司味觉，而《灵枢·脉度》说："脾气通于口，脾和则口能知五谷矣。"故曰脾开窍于口。中医学认为，舌苔是由胃气蒸发谷气上承于舌面而成，与脾胃运化功能相应，如章虚谷说："脾胃为中土，邪入胃则生苔，如地上生草也。"舌体赖气血充养，而与脾主运化、化生气血的功能直接相关。所以舌象能反映气血的盛衰。

肝藏血、主筋，足厥阴肝经络舌本；肾藏精，足少阴肾经循喉咙，夹舌本；足太阳膀胱经经筋结于舌本；肺系上达咽喉，与舌根相连。其他脏腑组织，由经络沟通，也直接或间接与舌产生联系，因而其他脏腑一旦发生病变，舌象也会出现相应的变化。

所以观察舌象的变化，可以测知内在脏腑的病变。经络，是运行全身气血，联络脏腑肢节，沟通表里上下内外，调节体内各部分功能活动的通路。所以有关舌的具体疾病辨证论治体系亦可归属其经脉所主等形式。而与舌相联系的主要经络如下。

① 足太阴脾经：起于足大趾内侧端隐白穴，沿内侧赤白肉际上行，过内踝前缘，沿小腿内侧在内踝上八寸处，交出足厥阴肝经之前，上行沿大腿内侧入腹，属脾，络胃，上穿膈，挟行咽喉，连于舌本，并散舌下。另一分支从胃腑别出，上穿膈，注入心中，与手少阴心经相交接。

当外邪侵犯本经后，可出现循经病变，如舌根强硬，食后呕吐，胃脘疼痛、胀满，时有暖气，便后或排气则觉舒适；亦可有全身症状，全身及四肢沉重无力；总以脾胃病症状为主。

② 足少阴肾经：起于足小趾下，斜行足心涌泉穴，出舟骨粗隆之下，沿内踝后分出入足跟，向上沿小腿内侧后缘至胫骨内侧，沿股内侧后缘上入脊内，贯穿脊柱，属肾，络膀胱。直支，从肾脏上行，穿肝，过膈，入肺，沿喉咙上行挟于舌根部。另一分支从肺别出，络心，注胸中，交于手厥阴心经。外邪侵犯本经，可出现循经和全身症状，以肾虚症状为主。

③ 足厥阴肝经：起于大趾背毫毛中（大敦穴），沿足背上行，过内踝前一寸，向上八寸交于足太阴脾经后，向后上行至膝关节内侧，沿大腿内侧向前，入阴毛中，绕阴部，入小腹，上挟胃旁，属肝，络胆，上行过膈，散布胁肋部，向上沿喉咙后方。入鼻咽部，向上连接目系，上出前额部，于头顶交汇督脉。另有目系支脉，从目系分出，下行至额里，环绕唇内。另一肝系支脉，从肝分出，过膈，入肺。外部侵犯本经，引起循经和全身症状，多以瘀证，实证为主。

④ 任脉：起于中极穴下方的会阴穴，向上行经关元穴达咽喉，上结于舌本，出循面部而络于目。

由上述可见，五脏皆系根于心，通过经络，手足阴阳脉气亦通于舌，正如清代傅耐寒在《舌苔统志》序中论述：盖舌为五脏六腑之总使，如心之开窍为舌，胃咽上接于舌，脾脉挟舌本，心脉系于舌根，脾络系于舌旁，肾肝之络脉，亦上系于舌本。夫心为神明之府，五脏之主；胃为水谷之海，六腑之源；脾主中州，四脏赖心灌溉。是以脏腑有病，必变见于舌上也，故舌辨脏腑之虚实寒热，犹气口之辨表里阴阳。

二、舌下分区诊病的理论根源依据

中国中医学属于古代自然科学统一理论体系的组成部分之一，是一个充分开放的、多学科渗透的、知识密集的学科。无数事实证明，其成就与发现超过了那个时代的水平，是中医史上一次学术突破。由于《黄帝内经》"有诸内必形之于外"这条定理，从而决定了中医学的思维方式与观察方法的宏观性、整体性与综合性的特点。这种思维和观察方式，在人类微观能力低下的情况下，对外部表现的细微差异与联系特别敏感，能够发现某些重要的存在，如藏象、经络、色泽、舌象等能揭示某些重要的规律，如天人相应、五脏相关的生克关系、形神一体等。由于它所揭示的是客观存在，故以指导临床能获得实效。但也往往具有描述模糊性，可操作性难度较大的问题。现代多学科向中医学渗透，促进了中医学的现代化倾向，这突出地表现在中医临床诊断和治疗标准上。现代中医临床治疗的显著特征是在辨病论治和辨证论治的基础上，出现宏观辨证论治与微观辨证论治相结合，以及大量诊断标准的精细化、治疗方法的改造和新剂型中药的应用。这一发展使传统中医学提高了中医对疾病本质的认识，促进了中医病因病机的逐步具体化和中医辨证、诊断及疗效判定的客观化、规范化，从而提高了治疗的针对性、有效性。而中医现代脉诊和舌诊就是其具体体现。

由于中医学站在哲学理论的高点上看问题和解决问题，使中医学指导临床实践的技术思想是超前和灵活的，包涵内容丰富和有待深层次的探究和细化。近代对有关与舌诊中舌下脉络的研究方兴未艾，也取得了很多有意义的研究成果。但"阴阳者，其大也无外，其小也无内"，舌下脉络和脏腑分布等的研究内容也是如此。影响舌下络脉的客观因素如下。

1. 舌下络脉与脏腑经络气血及其病机的关系

"络脉"分布在舌体下面，通过经络与脏腑气血有直接联系。而"舌为心之苗""手少阴心经之别系舌本""足厥阴肝经络舌本""足太阴脾经连舌本散舌下""足少阴肾经挟舌本"。手太阴肺经虽无经脉所系，但肺系上通咽喉连于舌本，可见脏腑气血通过经络皆上通于舌。因此脏腑气血一有寒热虚实病变，必然会反映到人体上部的苗窍——舌，而舌下络脉又是脏腑气血通于舌体的直接络脉，脏腑气血病变首先在"舌下络脉"可表现出形色的变化，尤其对瘀血症更为明显。

2. 舌下络脉的形色改变与病机的关系

其病理与脏腑之寒热、气血之虚实有密切关系。舌下脉络形色变化大致是虚则淡红细小而短；瘀则青紫紧张而长，寒则淡紫而紧束；热则紫红面粗长。其中尤与心肝脾三脏的关系更为密切。总之，舌下络脉的颜色变化，瘀则色深，虚则色淡。形态的变化，粗长怒张者，多为气滞血瘀、壅滞不行之象，细短紧束者，多由寒凝或阳虚导致血行不畅之候。至于舌下的大络脉分布走行，有单枝或多枝者，属生理之正常现象非病态也。

3. 舌下络脉的形色变化与个体差异、病程阶段、季节转换等因素的关系

"舌下络脉"的形色变化基本上与临床诊断是一致的。个别不一致者，与个体差异、病程分阶段不同以及季节转换等因素有关。如中风半身不遂症初期，"舌下络脉"多表现淡紫或青紫粗胀而长；久病之后则多现淡红而短；痛经在发作前，舌下络脉多有变化，缓解后则不典型。又如"心肺瘀阻痰饮喘咳症"常在冬春季节转换时，"舌下络脉"变化明显；而夏秋季节则不明显。此外，年龄老幼、气温冷热亦略有不同。

4. 舌下络脉的形色变化与舌质变化的关系

舌下络脉的形色变化与舌质的变化，临床所见多数是一致的。如舌质有紫色瘀点或暗红色，而"舌下络脉"则多表现青紫、淡紫或紫红色，脉形则多粗长怒张，呈现一派瘀滞之象。但临床也有不一致的，如舌质淡红胖嫩之虚症，而舌下络脉反见青紫粗长怒张之实症。此外，有的舌质有紫色瘀点或暗赤色之气滞血瘀症，而舌下络脉反见淡红细短之气虚血亏症。这些现象多在本虚标实、寒热错杂时出现。因此，在临床辨证方面，就需要结合病因、脉症、病程阶段等各方面作详细的分析，从中辨别真假，分清主次。

5. 舌下腹面的脏腑分区应用研究情况

目前对舌下腹面的脏腑分区多沿用舌背脏腑分区法，舌诊五脏和六腑的分布区域有着重叠、模糊和界限不清的特点，临床实践中需要参考其他诊察方法甄别才能采用舌诊信息。同时临床实践中患者和医师因检查指标难以掌握，有着缺乏针对性地利用辅助科室诊察疾病，存在对医疗资源的重复浪费的问题。

临床中利用舌下腹面五脏分布图和关于妇科脏器等分布区域图配合舌下络脉诊察标准等，可以做到"但见一症便是"的特异性前期诊断病型。对患者疾病做到有针对性的检查内容，减少患者经济负担，提高社会效益。运用中医整体观和辨病辨证理论，很好地为患者解除疾患带来的痛苦，有助于提高患者的生存质量。

第二节 · 舌下分区的脏腑分布

一、舌背区和舌腹区的阴阳脏腑关系

言人之阴阳，则外为阳，内为阴。言人身之阴阳，则背为阳，腹为阴。言人身之脏腑中阴阳，则脏者为阴，腑者为阳。肝心脾肺肾五脏皆为阴，胆胃大肠小肠膀胱三焦六腑皆为阳。所以欲知阴中之阴、阳中之阳者何也？为冬病在阴，夏病在阳，春病在阴，秋病在阳，皆视其所在，为施针石也。故背为阳，阳中之阳，心也；背为阳，阳中之阴，肺也；腹为阴，阴中之阴，肾也；腹为阴，阴中之阳，肝也；腹为阴，阴中之至阴，脾也。阳是运动的、外向的、上升的、温热的、明亮的、无形的、兴奋的、外延的、主动的、刚性的、方的、山南水北。阴是相对静止的、内向的、下降的、寒冷的、晦暗的、有形的、抑制的、内收的、被动的、柔性的、圆的、山北水南。背向外，腹向内，故为背为阳，腹为阴。所以舌背为阳，舌下腹面为阴。六腑在上，五脏在下。心主血脉。肝主筋膜。脾主肌肉。肺主皮毛。肾主水。任主胞胎。

　　《笔花医镜》首提舌之分部主病说。后经明清温病学家的实践，又添加了上中下三焦分区法，如舌体脏腑分布图。笔者在临床研究中发现舌下腹面的脏腑分区法，至今没有明确的指导标准和缺乏大量的文献内容。而且发现既然脏腑是分阴阳的，舌上背面和舌下腹面的脏腑分布区必然是有所区别的。人体上为阳，下为阴。五脏为阴，六腑为阳。那么应该是五脏的疾病在舌下腹面表现出更明显的指征。

二、舌上背面传统划分法及舌下腹面九分区法

　　舌上背面的脏腑分布从古到今一直沿用舌背的脏腑分区法，如图4-1、图4-2所示。

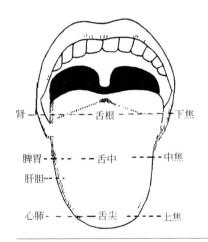

图 4-1　舌上背面脏腑分布

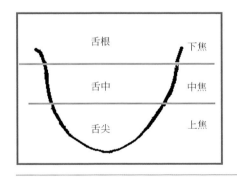

图 4-2　舌上背面三焦分区

三、舌下腹面五脏九区划分法

　　舌下腹面按三等分法，分上中下三焦。按舌下血管皱襞走向分三部分，如竖"八"字型，其走向以皱襞内侧缘为方向。整体看来如上小下大的梯形"井"字（图4-3、图4-5）。这样就把舌下腹面大致分成9个区域。具体分为左上区、左中区、左下区；上区、中区、下区；右上区、右中区、右下区（图4-4）。脏腑分区大致如下：左上

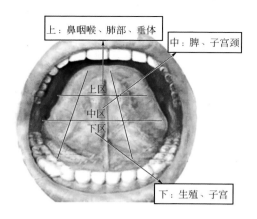

图 4-3　舌下腹面三分九区法之上中下区脏腑分布

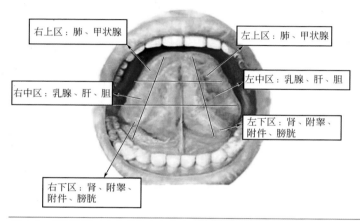

图 4-4　舌下腹面三分九区法之左右上中下区脏腑分布图

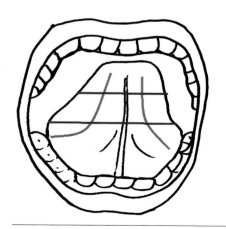

图 4-5　舌下腹面三分九区法脏腑分布示意

区和右上区主肺脏和甲状腺疾病；上区主垂体、鼻咽喉及肺部疾病；左中区和右中区主乳腺、肝脏、胆囊疾病；中区主脾脏和子宫颈病变；下区主子宫和生殖系统病变。左下区和右下区主肾脏、附睾、附件、膀胱疾病（围绕着皱襞延伸、舌下腺区为主，如图4-4所示）。舌下血管的分布区主心脏和四肢疾病。但四肢有其自属位置，在其后会单独讲述。伞襞分布区主肝经、四肢疾病。所以伞襞按上中下又分为上主甲状腺疾病和舌的灵活度；中主乳腺疾病；下主输卵管和卵巢疾病（女性），男性则是附睾和睾丸疾病。舌系带为任脉所主，而任主胞胎、生殖、主脊柱是否侧弯。舌系带连接舌底面处在男性则主附睾疾病，在女性主子宫信息区疾病；舌系带连接舌骨处主肛肠信息区疾病等。

四、身体疾病反映在舌下表现的诊断标准和依据

（一）舌下脉络评分标准（舌下脉主干曲张状态分级法）

单、双、多支干：不曲张为0分；局限性曲张为2分；弥漫性曲张为4分。舌脉主干长度：不超过舌系带连接处与舌尖连线的五分之三为0分；舌脉主干充盈度：下端略隆起，上端平坦为0分；饱满隆起，轻度弯曲为2分；明显隆起，圆柱形明显弯曲为4分。舌脉色泽：淡红、浅蓝、淡紫色为0分；青紫色为1分；紫黑色为2分。舌脉直径：小于2mm为0分；2～2.6mm为2分；大于等于2.7mm为4分。舌脉外带：无致密扩张小血管为0分；有者为2分；囊柱状、粗支状、囊状突起似葡萄串者为4分。根据6类17项打分相加即为舌脉评分。分为1级，1～5分为2级，6～9分为3级，大于等于10分为4级。

也可以简单分级法如下：将舌下络脉异常程度分为0度、Ⅰ度、Ⅱ度、Ⅲ度四个级别。

0度者即舌下两条静脉隐现，主干直径在2.6mm以下，长度不超过舌系带止点，整条舌下静脉无扭曲、怒张。

Ⅰ度者（++）即主干饱满，直径不超过2.6mm，长度不超过舌系带止点与舌尖1/2，轻度弯曲。

Ⅱ度者（+++）即主干饱满，直径增粗超过2.6mm，长度超过舌系带止点与舌尖3/5，轻度弯曲；提示身体内气血不通。

Ⅲ度者（++++）即主干饱满，曲张明显，直径增粗超过2.6mm，长度超过舌系带止点与舌尖3/5或将及舌尖，外带有粗枝状分支或鱼子酱刺状。提示体内有早期肿瘤。舌下络脉对瘀血证的辨证方面有良好的诊断价值。

（二）检查舌下络脉及赘生物等的方法

让患者静坐而对光亮处，将舌体向上腭翘起约45°，但勿用力太过，务使舌体保

持自然松弛，以免造成假象。舌下络脉即可显露于外。用目察或借助于放大镜，观察"舌下络脉"的颜色和形态的变化。首先检查舌下纵行的位于舌系带两旁的大络脉，一般左右各一支，也有两支或多支者，观察其颜色的改变和形态的粗细长短是否有怒张弯曲和紧束细小等。然后再检查周围小络脉的颜色改变和形态粗细是否有怒张、粗大、细小、结节等。同时与舌下肌肉的胖瘦、色泽和舌质的变化互相参考综合观察之。

（三）正常与异常的判断标准

1. 正常的舌下络脉颜色和形态

（1）舌下的大络脉　有三种形态：单支者、双支者、多支者。长短度以整个舌体纵行两段分之，不及1/2者为短，超过1/2者为长。粗细：大络脉管径约2mm以内，超过者为粗，不足者为细。其根部略隆起，上端呈平坦状。正常脉形不见粗长怒张或细短紧束，其颜色多呈暗红偏蓝色，正常颜色不见青紫、淡紫、紫红、淡红等色。

（2）舌下小络脉（即大络脉周围的分支）　多为粉红色的网状致密的小络脉支，一些正常者不显露于外面。

附：舌下络脉分布示意图（图4-6）

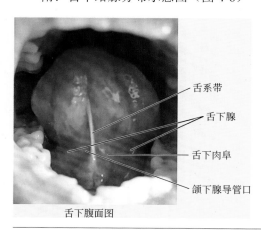

舌下腹面图

图 4-6　正常人体舌下腹面

2. 异常的舌下络脉及其主症

从"舌下络脉"的颜色和形态的变化与正常的舌下络脉加以区别，再结合临床脉症互相参考作出判断。

① 舌下络脉青紫色者，脉形粗长怒张或细短紧束，小络脉青紫或暗红色怒张或有不结节者，均为气滞血瘀或夹痰瘀滞之证（常见于癥积、臌胀、厥心痛、痰阻血瘀喘急、咳血吐衄下血、脘腹胀痛、妇科月经不调、血瘀痛经及痰核等病）。

② 舌下络脉淡紫或蓝色者，脉形粗长怒张或细短紧束。小络脉淡紫或暗红色怒

张或有小结节者，均为寒凝或阳虚不运，气虚血滞之证（常见于胸痹心痛、中风半身不遂、肢体麻木不仁、水肿、臌胀、脘腹冷痛及妇科月经不调、痛经、闭经等病）。

③ 舌下络脉紫红色者，脉形粗长怒张或细短紧束。小络脉暗红或浅蓝色怒张或有小结节者，均为热壅血瘀或湿阻血瘀之证（常见于温病热入营血、外科痈肿瘀腐、湿热黄疸、湿瘀互阻之水肿膨胀、脘腹胀痛及血瘀头痛、月经不调、痛经、崩漏、痹证等病）。

④ 舌下络脉淡红或浅蓝色者（图 4-7），脉形细小而短，小络脉多无变化，属气虚血弱，阴阳两虚之证（常见慢性消耗性疾病、气虚血亏、虚损劳症、消化不良、久泻久痢、脘腹隐痛及妇科宫寒不孕、月经不调、痛经、闭经、崩漏、带下等病）；或兼有夹瘀滞者，脉形必见紧束或怒张。

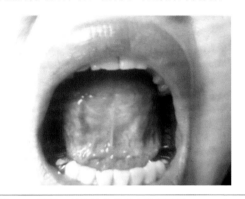

图 4-7　痛经、风湿性关节炎之舌下腹面
舌下腹面舌体水湿弥漫充血，舌下区域脉络迂曲色深暗显著，舌体紧张等示血虚寒凝证，宫寒痛经，关节筋脉拘急等

第三节　与舌上背面传统划分法的结合

一、舌下腹面望诊法和传统望舌诊病法的继承关系

舌下腹面的望诊是完全继承涵盖了传统舌上背面望诊的内容，所以说舌下腹面望诊是舌上背面望诊的理论进一步延伸。

舌上背面与舌下腹面同是三分九区法，但舌下腹面分区是梯形结构，舌上背面是三等分九区结构。所主脏腑信息也有着不同属性和位置差异。但二者大多数信息区是对应相统一的。

舌下望诊的标准是离不开舌质诊断的内容，而舌的肌肉脉络组织又称舌体。正常的舌体运动自如，柔软灵活，颜色淡红而鲜明润泽，不胖不瘦，不老不嫩，大小适中，无异常形态。舌质主要反映人体脏腑的虚实、气血的盛衰。望舌质，包括观察舌神、舌色、舌形、舌态四方面的变化。

① 舌神是指表现于舌质的荣枯和能否灵活运动方面。舌体运动灵活，色泽红润，有生气，有光彩为有神，说明正气尚盛，虽病也可治。舌体运动迟钝呆板，色泽干枯，无生气，无光泽为无神，说明正气衰竭，预后不良。

② 舌色是指舌体的颜色。正常人的舌质颜色淡红而鲜明。主病的舌色有淡白舌、红绛舌、青紫舌等。舌色比正常人浅淡的舌象，又称舌淡，多主虚寒证或气血两虚。淡白舌的舌体较正常肥大，舌面湿润多津，显见浮胖娇嫩，舌边有齿痕，常见于阳虚寒证；如舌体与正常大小相似，或稍瘦小，舌面虽润而并不多津，则见于气血两虚之证。淡白舌按舌色的红、白比例不同，可分为两类：较正常人的舌色略淡，但仍可见有红色，表明虚证尚轻；若舌色枯白，血色全无，连口唇、齿龈均呈苍白色，则表明虚证较甚。淡白舌的形成，与贫血、组织水肿、微循环障碍等有关。阳气不足，推动血液运行力量衰减，或生化血液功能减弱，致使血液不能充分运行于舌体而造成淡白舌。淡白舌可见于贫血、慢性肾炎、营养不良、肝硬化腹水、癌症等病。

红绛舌是舌色比正常人深红的舌象，多主热证。舌色鲜红为红舌，舌色绛红为绛舌，绛舌多由红舌发展而来。红绛舌舌体一般较为瘦瘪，舌面干燥，伴有裂纹舌、剥苔、无苔等变化，还可见有点刺舌，并可兼见白苔、黄苔、黑苔，但以黄苔居多。红绛舌，色鲜明，舌面有芒刺或红点，干燥起裂，舌苔白而干，或黄糙、焦黑，可见于外感温热病极期，即气营两燔或营分血分证，是为实热。红绛舌，色较暗不鲜明，舌苔较少，或光红无苔，或有裂纹，可见于内伤阴虚津亏证或外感温病后期的下焦病，是为虚热。红绛舌的形成，与高热、脱水、维生素缺乏、昏迷、代谢紊乱等因素有关。由于阳热亢盛，气血运行迅速，舌体脉络充盈，故舌色鲜红或绛红。红绛舌可见于急性感染、癌症、结核病、肝病、甲状腺功能亢进等疾病。

青紫舌是指舌体局部或全部呈青紫色的舌象。舌色紫红为紫舌，属热；舌色淡紫带青为青舌，属寒。青紫舌而干燥者为热证，青紫舌而湿润者为寒证。全舌青紫，即全舌呈均匀的青色或紫色，或红绛中泛现青紫色（紫中带青），或淡红中混以青色（青多于紫）。局部舌体青紫，即舌中的一侧或两侧呈现条状或斑状青紫色，或仅在舌边尖呈现大小不等、形状不一的点、斑状青紫色（又称瘀斑舌）。舌质绛紫，舌苔黄燥、焦裂，或舌紫肿大起红点，或焦紫起刺如草莓状，多由红绛舌转变而来，为热毒内蕴。全舌淡紫带青、润滑，舌体瘦小，或舌淡紫而兼有两侧条状青紫，多由淡白舌转变而来，为寒邪直中，阴盛阳衰。舌青紫而暗，或舌边色青，或全舌色蓝，或边尖散见点片状瘀点、瘀斑，为瘀血阻络。青紫舌的形成，与静脉瘀血，血流缓慢，血黏稠度增高，微循环障碍，缺氧，毛细血管变形等有关，可见于肝胆、心血管系统疾病等。青紫舌多因气血瘀滞而致，气血运行不畅，则使舌体血络青紫。

③ 正常舌形适中而扁平。观察舌形变化，可测知正气盛衰和病邪性质。浮胖、娇嫩称为嫩舌，多属虚证。舌体较正常为大，伸舌满口，由水湿痰饮所致的胖大舌多为脾肾阳虚、水湿停滞和湿热痰浊。舌体瘦小而薄的为瘦薄舌。淡白舌为气血两虚，兼红绛舌的为阴虚火旺。鼓起舌面的红色星点，有点称红星舌、绛红舌，因热毒深入血分而致，可见于温热病极期。刺即舌面上出现的软坚及颗粒，高出如刺，摸之棘手，也是温热病热邪亢盛的征象。点、刺的变化，多见于舌边、舌尖。齿痕舌又称齿印舌。舌边出现牙齿的痕迹，多与胖大舌并见，因脾虚或湿盛所致。将舌尖翘起，舌底隐见舌系带两侧有两条血络。正常时无分支与瘀点，若其青紫曲张、增粗等，大多为气滞血瘀之证。

④ 舌态是指舌体活动的状态。其主要征象有以下几种。舌强：舌体板硬强直，运动不灵活，语言謇涩，其主病是高热伤津，痰浊内阻，或是中风之征。痿软舌：舌体软弱，无力屈伸，多为气血不足，阴液亏损，筋脉失养所致。舌颤：舌体震颤抖动，不能自主，颤抖较快的是热盛伤津，动作细微的是气血虚、阳虚。舌歪：舌体偏于一侧，又称歪斜舌，主中风及其先兆，亦可由痉病而致。吐弄舌体：吐舌为舌体伸出口外，见于疫毒攻心或正气虚衰，弄舌即舌体微露出口而后立即收回，或舐口唇上下左右，活动不停，见于热盛动风或小儿智力不全。短缩舌：舌体紧缩不能伸长，见于寒邪凝滞、痰浊内阻、热盛动风、气血虚亏四种情况，预后不良。舌纵：舌体伸长于口外，内收困难甚而不能收缩，若舌红绛干燥为热痰火盛；若舌淡而润，且麻木不仁者，由气虚而致。

临床上，望舌质以舌色为主，参合考虑舌神之荣枯，舌形舌态之变化。同时，舌质的望诊应与舌苔的望诊相结合，才能得出正确的诊断结果。

笔者需要说明的是强调舌下诊病，并不是否定传统望舌诊病内容，反而是舌上背面望诊内容的进一步拓新补充，而且舌上背面和舌下腹面的望诊标准是一致的，而舌下腹面分区诊断标准是进一步量化、细化、脏腑定位定性精准化，故舌下腹面九分区法诊病恰恰是望舌诊病的继承和拓展。

二、有关舌下望诊疾病临床研究的部分文献资料

参照近代张明选等对《慢性前列腺炎患者舌下络脉瘀阻的诊断价值》指明舌下络脉瘀阻对慢性前列腺炎和增生具有明显病理变化的相关性和一致性。而傅家武等系统观察43例冠心患者的舌下静脉均有充盈、延长、曲张，随病情加重而有细小分支和小结节赘生物。说明舌下腹面的病理生理学指标尤其是对络脉扩张状态和赘生物现象的具体指标属性具有对心脑血管疾病和具体脏腑病如前列腺疾病等有着全息高符合率对应的临床指导意义。

勒士英等观察了肝硬化、肝静脉血栓形成、原发性肝癌共50例的舌脉变化，发现舌脉Ⅰ度者占18%，Ⅱ度者占38%，Ⅲ度者占44%。有些患者舌下静脉宽度10mm

以上，有的呈串珠囊泡状等。刘同奇等对 70 例肿瘤患者和 70 例非肿瘤患者的舌下络脉现象做了比较调查。结果发现肿瘤患者舌下脉络瘀点阳性率 91.43%，非肿瘤患者仅为 17.10%，两者比较有显著性差异（$P<0.05$）。早期肿瘤患者舌下脉络瘀点阳性率为 71.43%，中晚期为 89.29%，晚期为 100%。这说明利用舌底观察具体区域、具体舌下络脉之扩张状态、赘生物之数量、质地、大小、色泽等，可以提早筛查出全息对应脏腑之癌变等，具有很高的临床意义。

而利用舌下络脉病变对关于中医妇科疾病的诊断详细研究则鲜有报道。而笔者首创的舌下腹面九分区法在临床上更简明，易学、易操作。对血管性病变可表现在充盈、延长、曲张，具体反应在妇科炎症和宫寒以及阳虚、血虚、寒凝痛经体质，如盆腔炎，附件炎、子宫内膜炎、子宫内膜异位、子宫肌腺症和中医妇科宫寒虚证等，且大多伴有痛经史（图 4-8、图 4-9）。对舌下局部白斑的出现要排除舌体本身的癌变。对肝瘿线的出现要考虑排除肝癌的可能等。

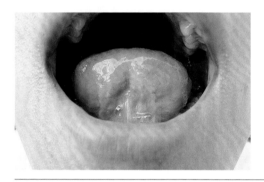

图 4-8 痛经、宫颈腺体囊肿之舌下腹面图
血虚寒凝者舌色苍寒，舌体偏硬紧，下区脉络瘀滞，水湿凝滞，提示宫寒痛经体质；中区囊性增生者多提示宫颈纳氏囊肿

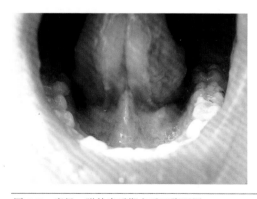

图 4-9 痛经、附件炎后期之舌下腹面图
舌体肌紧张度高，显示精神敏感多虑，要求执着，木型和金型人体质兼具，血虚寒凝证体质，脉络迂曲，寒涩凝滞，苍寒若霜降，提示宫寒痛经证；中下区舌体水湿模糊，提示盆腔充血明显，右下皱襞延伸处的囊性增生、对应其左侧纵皱襞之凸性改变等，提示附件炎可能

舌下赘生物如有包浆则多认定为囊肿病变，少包浆多认为囊肿摘除术或乳腺癌术后等。无包浆多认定为肿瘤性疾病，尤其多见于甲状腺肿瘤（图 4-10）、乳腺纤维瘤（图 4-11）和子宫肌瘤（图 4-11 ～图 4-14）等。应根据部位区别分别定位。在舌下、中下区密集出现囊状的或丘疹样病变，其中丘疹样、顶部少尖、色泽红赤之赘生物多提示为皮肤、黏膜炎症改变，如湿疹、皮炎损害之牛皮癣（图 4-15、图 4-16）等；囊性赘生物多为宫颈炎、宫颈囊肿（图 4-17 ～图 4-19）、肝囊性肿物（图 4-20）、乳腺囊性增生（图 4-21 ～图 4-23），而在男子舌下腹面之纵皱襞侧之下区近横皱襞处出现囊性赘生物者，提示为附睾囊肿（图 4-24）。

无包浆之赘生物出现在舌下面中区则多见子宫内膜不规则增生、子宫肌瘤体质。而且子宫肌瘤和宫颈囊肿发生个数与相关中下区增生物个数有着显著相等的高符合率，育龄期女性也可作为认定流产史中的次数参考指标之一，如图 4-21 所示，舌底中区赘生物无胞浆、顶部非尖锐而呈平缓穹隆式、丘疹样凸起增生物有 3 个，显示妊娠怀孕次数为 3 次，其中一个顶部有脐样凹陷，如瓜熟蒂落痕迹征者，为正常生产 1 个。

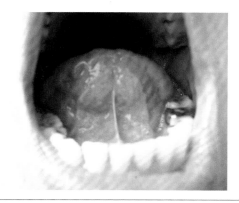

图 4-10 甲状腺肿瘤、子宫颈囊肿、子宫肌瘤之舌下腹面图
右上区之甲状腺信息区脉络迂曲膨隆、暗滞色深、提示甲状腺囊瘤赘增生；中区囊性增提示宫颈囊肿；实性增生无凹脐者提示为肌瘤

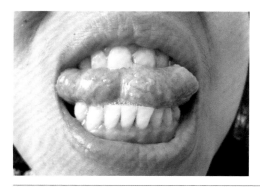

图 4-11 左侧乳腺纤维瘤、宫颈腺体囊肿、子宫肌瘤 2 个之舌下腹面图
此图中区乳腺信息区囊性增生；中区囊性增生及实性增生

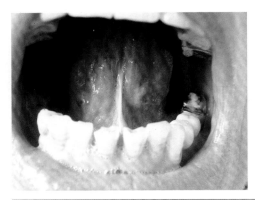

图 4-12　子宫肌瘤、子宫全切术后、下肢疼痛之舌下腹面图
子宫全切术后，中区凹陷收缩区域变小，但肌瘤增生体征仍余存于舌下腹面；舌底纵皱襞下区脉络瘀滞，膨隆扩大，斜横向左右延展，提示下肢关节寒湿瘀滞痹阻征

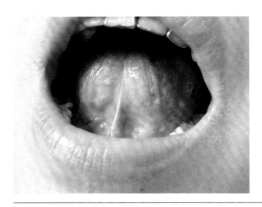

图 4-13　多发性子宫肌瘤、宫颈腺体囊肿、盆腔囊肿、乳腺囊纤维瘤之舌下腹面图
乳腺信息区在中区纵皱襞上，出现囊性增生则提示乳腺增生；中区按囊肿增生和实性增生鉴别囊肿和肌瘤

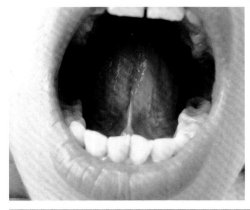

图 4-14　左肾和附件囊肿及多发性子宫肌瘤之舌下腹面图
下区纵皱襞附件信息区和左肾信息区囊性增生、中区实性增生

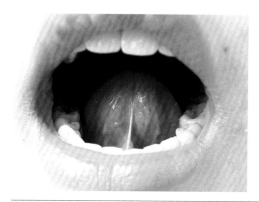

图 4-15　泛发湿疹之舌下腹面图
舌下腹面中下区丘疹样增生色淡多示湿疹样皮肤损害

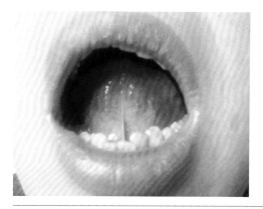

图 4-16　牛皮癣、焦虑症之舌下腹面图
在舌下中下区密集出现丘疹样病变，水湿弥漫，充血水肿，可提示皮炎损害之牛皮癣

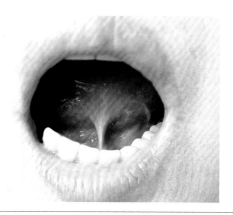

图 4-17　肝脏、子宫颈囊肿和肌瘤之舌下腹面图
舌下腹面中区囊性增生，提示宫颈囊肿，在肝脏信息区毗邻中区者则提示肝囊肿；实性增生无凹脐者，提示肌瘤可能

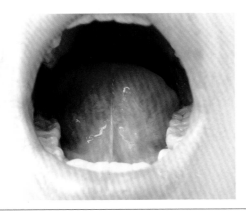

图 4-18　多发性子宫颈腺体囊肿之舌下腹面图
中区囊性增生者，提示宫颈囊肿可能

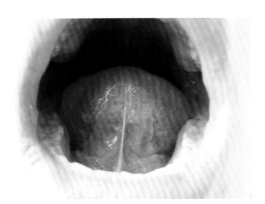

图 4-19　右侧乳腺增生、多发性宫颈腺体囊肿、流产 1 次之舌下腹面图
图中提示右侧乳腺信息区囊性增生、中区囊性增生、实性增生平顶无凹陷脐样征

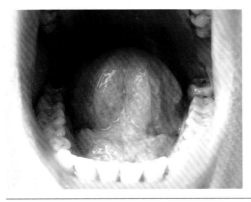

图 4-20　肝和左肾囊肿、高血压之舌下腹面图
右中区纵皱襞之肝脏信息区偏中区毗邻区膨隆囊性增生提示肝囊肿可能；左下区肾信息区毗邻下区出现囊肿样增生则提示左肾囊肿可能；舌底出现银树叶纹和伞形纹者，提示高血压可能

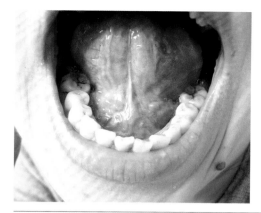

图 4-21　子宫体肥大、宫颈囊肿、乳腺增生之舌下腹面图
中区囊性增生提示宫颈囊肿；子宫体肥大，在中区出现局部膨隆凸起，面积区域扩大征；中区纵皱襞之乳腺信息区囊性增生者，提示乳腺增生

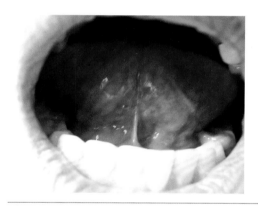

图 4-22　乳腺增生、怀孕 3 次、流产 2 次之舌下腹面图
右侧中区乳腺信息区囊性增生；中区实性增生 3 个，尖顶部平坦、凹脐显著者 1 个

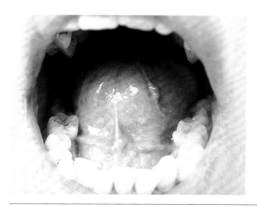

图 4-23　左侧乳腺增生、宫颈腺体囊肿、慢性风湿性关节炎之舌下腹面图
左侧乳腺信息区显著囊性增生，中区小囊性增生，左侧关节信息区出现瘀滞脉络显著

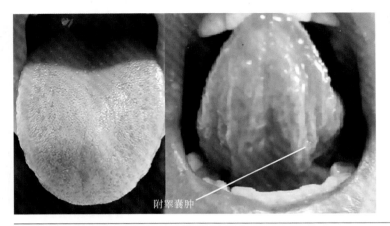

附睾囊肿

图 4-24 附睾囊肿之舌图
此男性患者舌下腹面之左下区肾脏信息区之下近舌根端纵皱襞外侧缘，为附睾信息区，凡出现囊性增生者考虑附睾炎性囊肿

　　如上资料显示，中医舌象望诊既可以把妇科疾病的具体病理变化区域精准化，又可以把病变性质精细化。但也有因舌系带短或患者难以配合而观察失败的病例。结合舌下络脉、赘生物等诊断标准和笔者在临床观察中关于脏腑定位和疾病的关系，相对于单纯采用舌下络脉诊断法等，对妇科疾病诊断具有显著差异性和特异性。

　　使用设定的舌下脏腑分三部九分区脏腑定位法标准，配合舌下络脉分级标准，专项研究妇科疾病在舌下的特异性临床诊断指标与疾病的关系。笔者选择所在医院2008年7月至2011年5月期间的中医妇科门诊患者中，年龄组12～67岁，分别筛选出1046例（包括既往曾患者）子宫肌瘤患者，其中舌下腹面下区有赘生物者1021例（占97.6%），舌脉增粗者520例（占49.7%），舌质暗淡者519例（占49.6%）；2023例宫颈囊肿患者（包括既往患过者），其中舌下腹面中区含包浆增生物者1988例（98.27%）；对痛经、子宫内膜异位等疾病完成观察791例，舌下伞襞脉络呈瘀血状态者（占89.73%）；1067例乳腺增生患者（包括乳腺癌术后患者），舌下左中区和右中区病变部位出现含包浆样增生物和脉络曲张、串珠囊状等，阳性者分别951例和1035例（各占89.13%和97%）。定位、定性后所采集的综合指标与其他对照文献组具有显著性差异（$P<0.05$）。从而能针对性地及时发现和治疗疾病，为患者减少身体的痛苦和经济上的损失，节约社会资源。

三、舌下望诊临床验案举例

　　患者罗××，女43岁，2011年4月18日来诊。

舌下腹面舌下区舌系带右侧有一明显实性凸起物，无胞浆，见图4-25。其他如舌下脉络血管等，大致如常。

诊断其可能有子宫肌瘤存在，应患者要求B超检查，结果属实（图4-26）。当时B超检查如下。

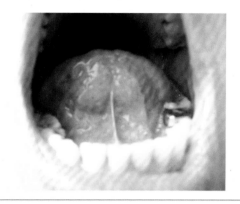

图4-25　患者罗××舌下腹面

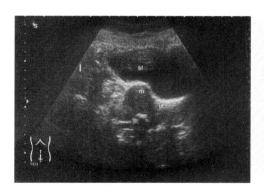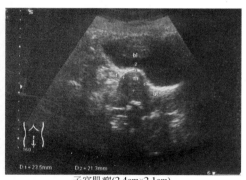

子宫肌瘤(2.4cm×2.1cm)

图4-26　患者罗××B超检查

案例❷

患者许×，女36岁，2009年9月26日来诊。

按图4-27所示，舌下腹面舌下区舌系带上部四周散布多个实性凸起物，无胞浆，基底较浅，质地较软，顶部稍平。舌色如常。舌态正常。

考虑多发性子宫肌瘤可能，经B超检查，结果属实。当时B超检查如图4-28所示。

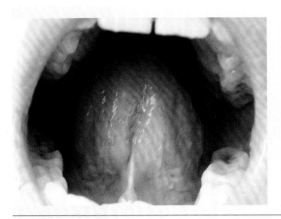

图 4-27 患者许×舌下腹面

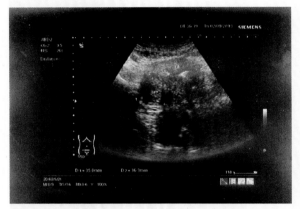

多发性子宫肌瘤，3.5cm×3.6cm

图 4-28 患者许×B超检查

案例3

患者张××，女38岁，2011年5月12日来诊。

按图4-29所示，患者舌下腹面舌下区舌系带上部四周散布多个实性凸起物，无胞浆，基底较深，质地较硬，顶部稍尖；也有一胞浆的凸起物，颜色透明，皮色淡。左侧伞襞的下端，也就是左下区明显的凹陷，舌色偏暗。其他部分舌色如常。舌态有颤抖征。

笔者考虑肠道病变、宫颈囊肿和输卵管炎症、手术的可能，患者说在某医院肠镜检查提示直肠息肉，待手术。曾行宫外孕手术，左侧输卵管切除了一部分。经B超检查宫颈囊肿（图4-30）属实。当时B超检查图像如下。

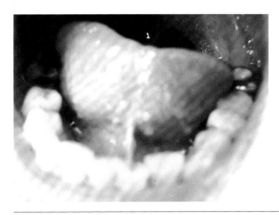

图 4-29　患者张×× 舌下腹面

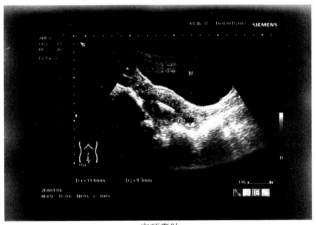

图 4-30　患者张×× 之 B 超检查

患者安 ×，女 36 岁。2013 年 10 月 26 日来诊。

按图 4-31 所示，舌上区皮色充血偏红，舌中区多个丘点样凸起，顶部尖，基底深，颜色偏红润。舌下区有实性凸起物 2 个，舌色红，左下区和右下区的舌下脉络紫暗迂曲，伞襞粗大。舌下腺饱满多津。

笔者断曰：可能有感冒、鼻咽炎、湿疹皮炎、盆腔炎、痛经、下肢疼痛、子宫肌瘤等。患者点头称是，并出示了其 B 超检查单（显示子宫肌瘤）。

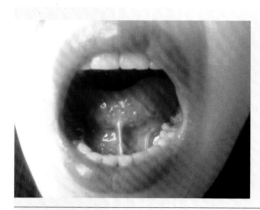

图4-31　患者安×舌下腹面

案例5

　　患者陈××，女51岁，2013年4月19日来诊。

　　患者舌下肝脏信息区脉络迂曲扩张，凸起扩张，左中区和右中区明显，如图4-32所示，其左中区和右中区还有明显包浆样凸起物，基底浅，皮色淡。伞襞整体偏粗大和结节样征。

　　笔者断曰：可能有肝血管瘤、乳腺疾病手术后和下肢疼痛性疾病。患者拍手称奇：对极了！

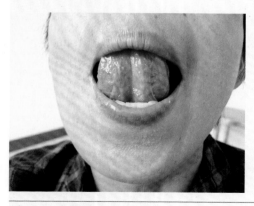

图4-32　患者陈××舌下腹面

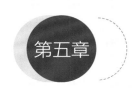

第五章 临证中全息舌诊的运用

三分九区法是舌上背面望诊标准内容的进一步细化，可以看到各系统各脏腑精确信息区域，而舌下腹面五脏九分区法是对脏腑定位的进一步精准细化，而舌下腹面五脏信息区域按照舌象要素理论参照标准更能快速精准诊断、筛查体检、辨证论治等。现将中西医结合理论体系按肺、心、脾胃、肝胆、肾膀胱、妇科内分泌、神经系统七部分举例阐释如下。

第一节　肺系

肺系疾病指喘证、哮病、肺胀、肺痿、咳嗽等。多由于病毒、细菌感染引起的感冒、支气管肺炎，体质因素兼外邪诱发的过敏性鼻炎伴哮喘，以及肺部组织增生或肿瘤等因素所致疾病。

中医脏象学说中肺的功能为主气司呼吸、主行水、朝百脉主治节、主宣发与肃降等。

主气司呼吸是指肺主气，首见于《内经》。《素问·五藏生成》说："诸气者，皆属于肺。"肺主气包括主呼吸之气和主一身之气两个方面。

肺主呼吸的功能，实际上是肺气的宣发与肃降作用在气体交换过程中的具体表现。肺气宣发，浊气得以呼出；肺气肃降，清气得以吸入。肺气的宣发与肃降作用协调有序，则呼吸均匀通畅。肺气失宣或肺气失降，临床都有呼吸异常的表现。

肺主一身之气，是指肺有主司一身之气的生成和运行的作用。故《素问·六节藏象论》说："肺者，气之本。"肺主一身之气的生成，体现于宗气的生成。

肺主行水，是指肺气的宣发肃降作用推动和调节全身水液的输布和排泄。《素问·经脉别论》称作通调水道。肺以其气的宣发与肃降作用输布水液，故说"肺主行水"。

肺主治节，是指肺气具有治理调节肺之呼吸及全身之气、血、水的作用。《素问·灵兰秘典论》说："肺者，相傅之官，治节出焉。"

肺系统疾病是一种常见病、多发病，主要病变在气管、支气管、肺部及胸腔，病变轻者多咳嗽、胸痛、呼吸受影响，重者呼吸困难、缺氧，甚至呼吸衰竭而致死。临床可见气管和支气管炎、哮喘病、慢性阻塞性肺疾病、肺系肿瘤、肺结核等。

一、肺系器官在舌上背面的分区定位

呼吸系统在舌象上的具体分布区域见图 5-1。

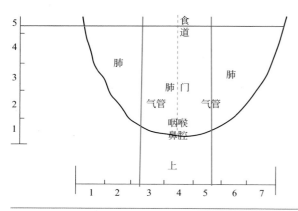

图 5-1　舌上背面之上焦肺系脏器分区全息对应图

如图 5-1 所示，肺系位于舌之上焦，舌尖中轴线两侧为鼻，沿着中轴线下移紧接着则为咽喉，扁桃体分布两侧，再下移则为主支气管，下移之上焦之一半区域为肺门信息区。而舌下腹面之肺系脏器全息对应与舌上背面之肺系脏器全息对分布图是相同一致的。

二、运用全息舌诊诊断肺系部分病证举例

1. 过敏性鼻炎哮喘综合征

过敏性鼻炎哮喘综合征是近年来提出的新的医学诊断名称，是指同时发生在临床或亚临床的上呼吸道过敏（过敏性鼻炎）和下呼吸道的过敏性症状（哮喘）。

过敏性鼻炎哮喘综合征的上、下呼吸道的免疫学和病理学改变分别是发生在鼻黏膜和支气管黏膜的过敏性炎症。鼻黏膜和支气管黏膜的炎症在发病诱因、遗传学改变、局部的病理学改变、机体免疫功能异常和发病机制等方面均非常相似。

过敏性鼻炎哮喘综合征的诊断即是过敏性鼻炎和哮喘病的联合诊断。所有过敏性鼻炎和（或）鼻窦炎患者均应该通过仔细询问病史、症状和体征来判断有无合并下呼吸道症状，怀疑者应进行气道反应性测定或支气管扩张试验来判断是否同时伴有哮喘。对于暂时无喘息症状的过敏性鼻炎患者应通过非特异性或特异性气道反应性测定进行评估；有喘息症状的可疑患者可进行支气管扩张试验。对于以哮喘为主要表现的患者也应该询问有无间歇或持续的鼻部症状，同时应进行鼻镜检查，必要时做特异性鼻黏膜激发试验进行判别。过敏性鼻炎哮喘综合征的诊断主要依靠病史、临床症状和免疫学检查等。

　　过敏性鼻炎伴哮喘在临床常见，其舌尖部中轴线两侧出现偏暗色小瘀点舌纹（图5-2），而其他舌边缘线部位区域很少，属于多点舌纹范畴。舌体红赤，温毒内侵，气血燔热，多点纹（图5-3）、边点纹多现；舌色整体多是淡红，舌苔多淡白或白腻。舌下腹面舌尖部多呈水泽模糊状态（图5-4），或局部圆珠样凸起。伴咳嗽、哮喘时沿三分九区法脏腑在舌上背面的全息对应图之中轴线下移，依次是鼻腔、咽喉、气管，中轴线两侧是肺部的肺门信息区域，左右上区是肺部信息区域。因气管是斜行下移逐渐细化为肺组织，所以以气管或肺的慢性缺氧性疾病患者如慢性支气管炎、慢性支气管哮喘、慢性阻塞性肺疾病等在舌上背面中轴线部位两侧多出现"八"字舌纹或"川"字舌纹，因应呼吸道顺应性下降和临床咳、喘、痰、炎导致的呼吸困难症征，类似空腔脏器的圈纹"口"字舌纹（图5-5）会沿着中轴线上下出现在三分九区法脏腑在舌上背面的全息对应图之上区。从全息理论来讲，"川"字纹更多是"口"字纹的未合拢前身。无论是"口"字纹、"八"字纹和"川"字纹，都可以是肺系管腔脏器功能失代偿状态所致的外在信息反映。

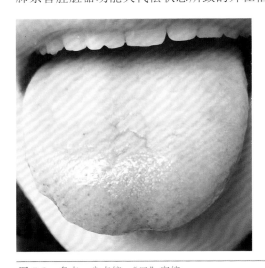

图 5-2　多点、尖点纹、"口"字纹
舌胖淡暗齿痕，多点尖点纹明显，提示过敏鼻炎；上区之"口"字纹虽不太显著，但提示其喘息性支气管炎可能；舌上区中部碎裂若龟纹，提示郁热阴伤

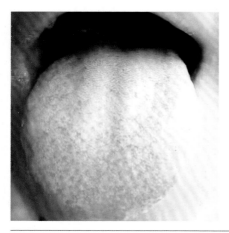

图 5-3 多点纹舌图（流行性感冒发热咳嗽）
舌体红赤，温毒内侵，气血燔热，苔偏黄腻，舌上尖区及左右上区呈现多点纹

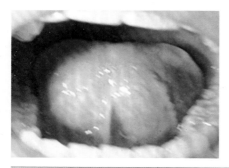

图 5-4 多点纹
提示急性炎性阶段，舌下腹面之舌尖部多呈红，局部颗粒样凸起，呈水泽模糊状态

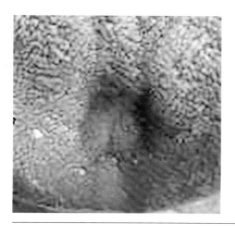

图 5-5 舌上背面之"口"字纹局部放大舌图
"口"字纹呈凹陷或凸起者，多提示肺系管腔脏器功能失代偿状态。局部凸起者考虑囊瘤增生阻塞气道可能；凹陷者提示咳喘痰炎病变，如老年慢性支气管炎、喘息性支气管炎、过敏性哮喘等可能

2. 支气管肺癌

支气管肺癌的临床表现比较复杂，症状和体征的有无、轻重以及出现的早晚，取决于肿瘤发生部位、病理类型、有无转移、有无并发症，以及患者的反应程度和耐受性的差异。肺癌早期症状常较轻微，甚至可无任何不适。中央型肺癌症状出现早且重，周围型肺癌症状出现晚且较轻，甚至无症状，常在体检时被发现。肺癌的症状大致分为：局部症状、全身症状、肺外症状、浸润和转移症状。

局部症状是指由肿瘤本身在局部生长时刺激、阻塞、浸润和压迫组织所引起的症状。表现为咳嗽、痰中带血或咯血、胸痛、胸闷、气急。还有5% ～ 18%的肺癌患者以声嘶为第一主诉，通常伴随有咳嗽。声嘶一般提示直接的纵隔侵犯或淋巴结长大累及同侧喉返神经而致声带麻痹。声带麻痹亦可引起程度不同的上气道梗阻。而全身症状表现为发热、消瘦、贫血、恶病质等。

肺癌患者因肿瘤浸润压迫等，影响肺部呼吸正常气体交换，机体会因缺氧而出现唇舌发绀、舌底脉络迂曲扩张等现象，这要与其他慢性肺病相鉴别，其患者凡是有舌下静脉曲张增粗超过诊断标准，伴有发绀舌者，可以考虑慢性阻塞性肺疾病伴心脏缺血性疾病。而淡红舌转变为红舌是判断慢性支气管炎是否过渡到早期肺源性心脏病的参考指标之一。

而支气管肺癌的发展过程具备了大多慢性肺部疾病的特点，其早期舌色多是深红薄白苔特点，随着病情延展，舌质逐渐淡暗失去鲜明，晦暗不泽而逐渐发绀伴有瘀点、瘀斑（图5-6），舌下腹面出现对应信息区域的凸起增生或斑驳不泽的表现。如图5-7所示，舌下腹面之左侧中区纵皱襞内侧缘以下，左下区纵皱襞缘以上区域出现囊性增生，对应舌底右上区出现凸起赘生物者，多见于肺系癌症。其舌体中上部出现瘀点、瘀斑，静脉血管扩张膨出与舌底面，舌体晦暗而不泽润，局部斑驳增

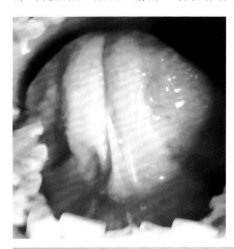

图 5-6　肺腺癌
左肺部对应信息区域的凸起增生或斑驳不泽，瘀点、瘀斑明显

生充血水肿状态等。而癌瘤术后，因时间延伸，舌上背面肺系局部信息区会渐现凹陷征（图5-8）。在全息舌象要素的定位、定性运用，及结合肺肾"8"字交叉上下全息对应理论等，可以及时辅助检查而发现肺系癌瘤，做到早发现、早诊断、早治疗之目的。

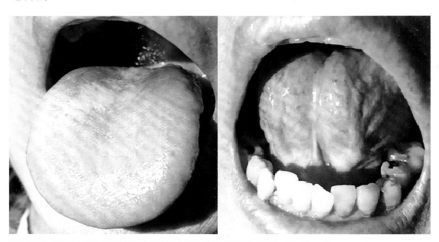

图5-7　右肺尖部局限性肺气肿、右肺下叶癌症早期征
舌体刚紧，舌质暗滞，舌津稠浊，舌苔薄净，局部腐浊苔，舌底银树叶纹，右肺信息区瘀点、瘀斑脉络迁曲蛛丝样显著、局部凸起等。左侧肾脏信息区对应出现囊性增生物

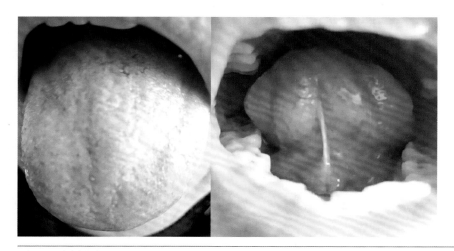

图5-8　右侧肺癌术后5年、乳腺增生
舌下腹面右侧乳腺信息区囊性增生，舌上背面及舌下腹面之右肺信息区凹性塌陷征明显

　　按图5-9所示，舌下腹面右上肺部信息区明显凸起，呈水肿淹泽样苍白失活性改变，按"8"字交叉对应理论，其左中区皱襞左肾信息区有局部凸起瘀滞态，沿左肾信息区外下延伸是左髋关节信息区，其舌纹粗乱迁曲、瘀点、静脉曲张明显，显示股骨头骨质损伤。

如图 5-10 所示之舌上背面舌纹呈口字型，舌津液黏稠若半透明糨糊涂抹于舌面，舌质膨大瘀滞暗淡、舌色若白露袭来，淹泽水气弥漫，多表现为存在胸腔积液，有效腔减少，肺气不足、动则喘息，血氧饱和度监测下降，机体缺氧明显。

图 5-10 上舌苔左下区显著增多，说明气血下溜，有瘀滞损伤症状，舌象要素之凹凸因素对应的是跛型与正三角形病势图，左下肢僵硬，对应参考舌下腹面舌纹表现，确定左侧股骨头损伤无疑。

此为网诊咨询之只提供舌象图片不介绍病情的案例，患者对诊断满意。后患者家属回言：X 线片显示左侧股骨头骨折（图 5-11），已住院。

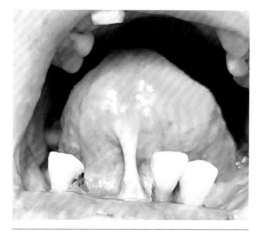

图 5-9　肺癌患者之舌下腹面 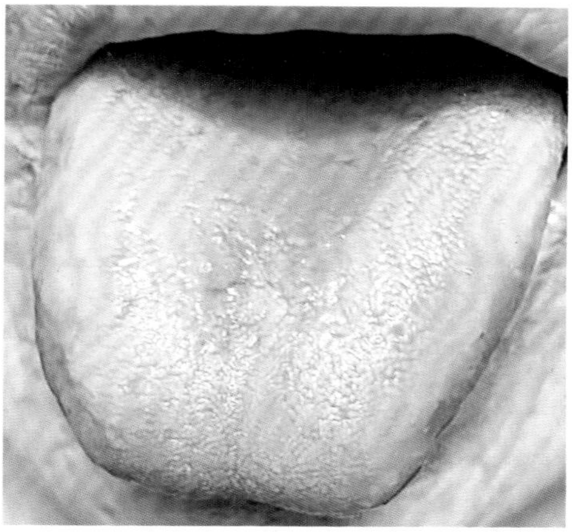　　　　　　图 5-10　肺癌患者之舌上背面

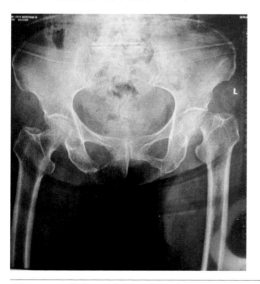

图 5-11　X 线片显示左侧股骨头骨折

第二节 · 心系

中医脏象学说之心为五脏之一，心的主要生理功能是主血脉，主藏神。由于心的主血脉和主藏神功能起着主宰人体整个生命活动的作用，故称心为"君主之官""生之本""五脏六腑之大主"。心的生理特性是为阳脏而主通明。心在体合脉，其华在面，在窍为舌，在志为喜，在液为汗。

心主血脉，即指心气推动和调控血液在脉管中运行，流注全身，发挥营养和滋润作用。心主血脉包括心主血和主脉两个方面。

心主血脉的基本内涵，是心气能推动血液运行，温运水谷变化为赤，通过脉管输送营养物质于全身脏腑形体官窍。人体各脏腑器官、四肢百骸、肌肉皮毛以及心脉自身，皆有赖于血液的濡养，才能发挥其正常的生理功能，以维持生命活动。

心之所以称为"五脏六腑之大主"，还与其主血脉功能，即生血和运血功能有一定关系。人体各脏腑形体官窍的生理功能，包括神志活动，都离不开气血的充养，而气血通过脉管到达全身各处，是以心脏搏动为动力的。只有当心主血脉的功能正常，全身各脏腑形体官窍才能发挥其正常的生理功能，使生命活动得以继续。

心脏病是心脏疾病的总称，包括风湿性心脏病、先天性心脏病、高血压性心脏病、冠心病、心肌炎等各种心脏疾病。心血管疾病的常见症状有：心悸、气短、端坐呼吸、夜间阵发性呼吸困难、胸骨后的压迫性或紧缩性疼痛、胸闷不适、水肿、发绀、晕厥、咳嗽咯血、虚弱、嗳气、上腹痛、恶心、呕吐、左后背痛、左手臂痛等。

一、心系器官在舌上背面的分区定位

心血管系统在舌象上的具体分布区域见图 5-12。心脏信息区在上区之下和中区之上，具体在上区中下部分，大部分为心瓣膜对应区，即在等分线之下的上区部分。其沿中轴线中部之右侧部位从右上斜向左下部位，其信息区大部分在中轴线左侧，一部分在左上区下部濒临子宫信息区之内侧区域。而舌下腹面之心系脏器全息对应与舌上背面之心系脏器全息对分布图是相同一致的。

二、运用全息舌诊诊断心系部分病证举例

心系统疾病全息诊断举例提示如下：

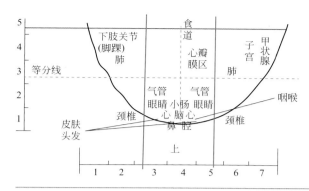

图 5-12 心脑信息在舌上背面之上焦分区全息对应图

高血压患者（图 5-13）以舌质红（包括边尖红）改变居多，舌苔的变化较少。急性心肌梗死行搭桥术患者（图 5-14）之舌质郁暗或紫红，多伴有瘀点、瘀斑表现，舌苔则腻或裂纹燥苔样，舌底脉络曲张超过标准，甚至呈串珠样，辅助检查多出现冠状动脉粥样硬化狭窄（图 5-15）等病变，后期因治疗而转归良好者，多成红舌薄苔为主。

对舌下腹面观察中发现，冠心病患者的舌下小血管变化随着冠心病病程进展而逐渐显著，是外周微循环形态观察指标之一。

心血管疾病患者以综合舌纹为主，其分布范围以舌尖部之上区范围，如风湿性心脏病与心肌炎多表现为尖点纹、圆珠纹；冠心病表现为川字纹；瓣膜返流显示为梯形纹（图 5-16），肺心病表现为舌下腹面之肋骨纹、水湿弥漫若海蜇皮样、局部漫肿凸起，舌上背面之多点纹、小字纹、"口"字纹等，舌质瘀暗不畅，显示的是肺气迫急，宣发肃降失调，呼吸顺应性下降，支气管扩张实验阳性征。圆珠纹出现在心

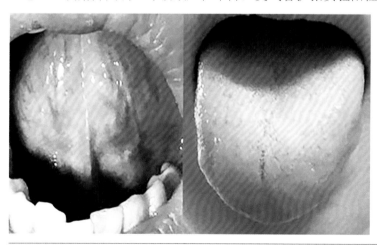

图 5-13 高血压、冠心病伴心律失常舌图

舌红绛，舌体紧张度高，津稠少，裂纹深苔黄腻，舌下腹面水湿弥漫，脉络瘀滞暗紫，下区尤显，提示水液代谢失常，血脉瘀滞不畅，舌边缘出现树枝样郁络，右侧心脏信息区郁络显著

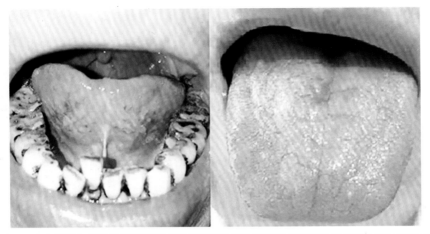

图 5-14　急性心肌梗死搭桥术后舌图

舌质暗滞，苔薄剥，津稠，舌软，舌上背面右右上区偏下部心脏信息区凹陷、瘀滞涩暗，舌下腹面对应区较其他区域的瘀点、瘀斑多，脉络迂曲扩张显著

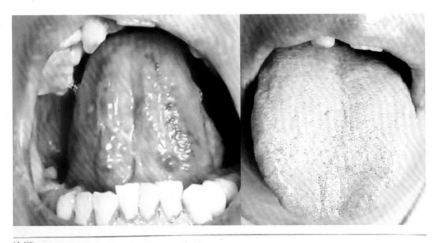

诊断：

　　冠脉钙化积分（AJ-130）为320。
　　左主干钙化及低密度斑块，管腔中重度狭窄。
　　左前降支中段心肌桥形成，近中段钙化及混合斑块，管腔中度狭窄。
　　左回旋支近中段钙化斑块，管腔轻度狭窄。
　　右冠脉近中远段钙化、非钙化及混合斑块，管腔中度狭窄。

图 5-15　冠心病舌图及辅助检查报告单

心主血，脉为血之府，机体心脉气滞，痰凝血瘀，整体看则舌体偏刚紧，舌质暗淡，津液稠少，纹裂错乱，苔厚腻，心脏信息区稍凸隆，舌下腹面郁络膨隆扩张累累若串珠，瘀点、瘀斑显著，气血瘀滞向中下趋集，水湿运化失常，代谢障碍失代偿。微观看多是血浊滞瘀阻窍闭之病机脏信息区多是病毒性心肌炎，邪热温毒逆入心包，久而耗伤心阴之征。舌上背面心脏信息区单独出现雾圈样糨糊半透明状舌苔者，多有痰迷心窍之健忘症（图5-17）。

而血管疾病多是指影响血液运行的病因病机，血运不畅，属于气滞血瘀痰凝证范畴，以气滞血瘀证为主，多表现为血脉瘀阻，机体脏腑组织失养让，如出现血虚血瘀，肢端发绀，甚至畏寒肢冷，脉细舌淡青苔白甚若如动脉栓塞或炎症（图5-18）所致之冰凝霜降之舌苔，舌边或舌底出现瘀点、瘀斑，局部皱襞信息区域侧的静脉曲张明显。多表现为血管支配段脏腑组织器官的缺血缺氧，功能障碍，病程长，若得不到有效治疗，机体受影响部分会因营养不良而萎缩等表现。络脉是营卫气血灌注全身脏腑器官组织去，以发挥气血濡养功能的关键枢纽，所以望舌下络脉是舌诊之反映气血津液盈亏重要指标。

舌质红而舌上背面裂纹样改变多见于冠心病和高血压患者，其次是肝脏疾病患者，心力衰竭时少见。慢性支气管炎、肺心病患者（图5-19）络脉瘀滞，沿着皱襞两侧

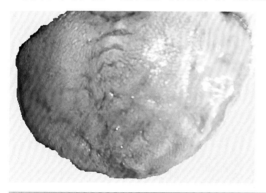

图5-16 梯形纹（先心病之震颤瓣膜返流舌上背面图）
心阳不足，舌淡胖齿痕，苔水滑，先心病之瓣膜返流，血液回冲震荡，舌之苔现水漾纹若梯形

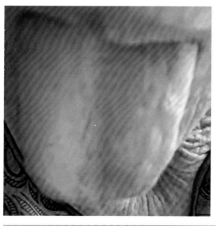 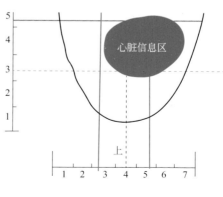

脏腑在舌上背面的全总对应图

图5-17 冠心病伴健忘症图及心脏全息对应舌上背面图
痰迷心窍者多健忘失忆多梦，舌上背面之对应心脏信息区域明显隆起若痰包样圈纹，苔白腻秽浊，津液稠浊

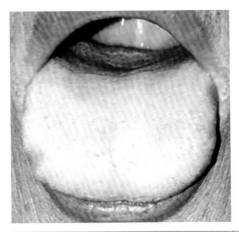

图5-18 颈动脉炎舌图
舌体萎软胖齿痕乏力，舌质淡暗乏神，舌津稀，苔白偏腐若无根，提示阳虚寒凝、脉络失畅

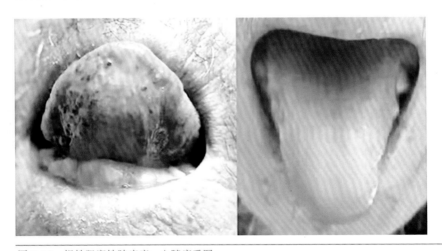

图5-19 慢性阻塞性肺疾病、心脏病舌图
舌体刚紧，舌质暗淡，舌下腹面银树纹，水湿弥漫，脉络迂曲串珠样，瘀点、瘀斑散在于心肺脑信息区，尤以右上区心脏信息区明显，多表现为肝阳上亢，水气凌心射肺冲脑，咳喘憋闷，咳逆倚息不得卧等症

之主络饱满，隆起变粗，成圆柱样迂曲。支络细枝杈、乱发样弥漫性扩张，瘀点、瘀斑痕迹明显。

　　血液其成分出现数量和质量改变者，临床出现凝血障碍、造血细胞分化异常等，多常见于贫血、血小板减少性紫癜、白血病、霍奇金淋巴瘤等血液科疾病。

　　白血病（图5-20）是一类造血干细胞的恶性克隆性疾病，临床可表现为发热、贫血、淋巴结肿大、乏力、多汗等，因白血病细胞的生长障碍，导致白细胞停滞在细胞发育的不同阶段，进而在骨髓和其他造血组织中大量累积，使正常造血受到影响，临床可分为急性白血病和慢性白血病。其舌质暗淡失去华泽，舌体萎软、胖淡、失神。舌底呈雨伞纹，有瘀点、瘀斑及沿着纵皱襞两侧有明显多个凸起赘生物。

而霍奇金淋巴瘤（图 5-21），是淋巴系统的恶性实体瘤之一。其主要特点是大多数患者最初病变仅限于一组淋巴结，随着病情发展渐扩展到邻近淋巴结或淋巴组织，也可通过血行播散侵犯淋巴组织及器官。肿瘤组织成分复杂、多呈肉芽肿样改变。其中瘤细胞为具有特征性的 R-S（Reed-Sternberg）细胞等。而其舌纹龟裂、斑驳、银树纹、湿盛泛溢、津稀兼瘀点、瘀斑，舌体惨白失去光泽，舌底上区中轴线侧出现凸起多个赘生物。

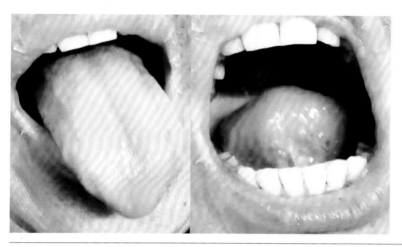

图 5-20　白血病患者之舌图
舌暗滞失神，淡嫩萎软，有瘀斑、瘀点透出于舌体边缘，此图尤以左侧为甚。舌下腹面呈雨伞纹，水湿泛溢，下区脉络瘀滞隆凸

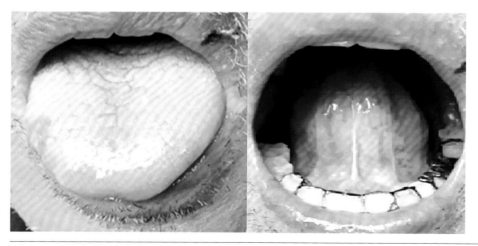

图 5-21　霍奇金淋巴瘤患者之舌图
舌龟裂碎纹，舌淡胖稍暗紫，舌下腹面呈斑驳、银树纹、湿盛泛溢、津稀兼瘀点瘀斑，舌体惨白失去光泽，舌底上区中轴线纵皱襞侧出现凸起多个赘生物

第三节 ● 脾胃系

中医的藏象学说认为脾胃五行属土，属于中焦，共同承担着化生气血的重任，所以说脾胃同为"气血生化之源"，认为人体的气血（相当于我们所说的能量）是由脾胃将食物转化而来的。又说脾胃是"后天之本"就是人生存的根本。脾的主要生理功能是主运化、主升清和主统血。

（1）主运化 运，即转运输送；化，即消化吸收。脾主运化，是指脾具有把水谷（饮食物）化为精微，并将精微物质转输至全身的生理功能。脾的运化功能，可分为运化水谷和运化水液两个方面。

运化水谷，即是对饮食物的消化和吸收，故脾胃为后天之本，气血生化之源。

运化水液，也有人称作"运化水湿"，是指对水液的吸收、转输和布散作用，是脾主运化的一个组成部分。脾的运化水液功能减退，必然导致水液在体内的停滞，从而产生湿、痰、饮等病理产物，甚则导致水肿。所以，《素问·至真要大论》说："诸湿肿满，皆属于脾。"这也就是脾虚生湿、脾为生痰之源和脾虚水肿的发生机制。

运化水谷和水液，是脾主运化功能的两个方面，二者可分而不可离。所以中医之脾功能包涵西医之胰腺功能，所以糖尿病患者胰岛素分泌失常导致血糖利用率障碍问题，在中医脾功能上多是水液代谢障碍、脂液不化之消渴证。

（2）主升清 脾的运化功能，是以升清为主。所谓"升清"的升，是指脾气的运动特点，以上升为主，故又说"脾气主升"。"清"，是指水谷精微等营养物质。"升清"，即是指水谷精微等营养物质的吸收和上输于心、肺、头目，通过心肺的作用化生气血，以营养全身。故说"脾以升为健"。西医现代医学之小肠功能属于中医之脾功能的范畴。

（3）主统血 脾主统血，即是脾有统摄血液在经脉之中流行，防止逸出脉外的功能。脾的运化功能减退，则气血生化无源，气血虚亏，气的固摄功能减退，而导致出血。但是，由于脾主升清，脾气主升，所以在习惯上，多以便血、尿血、崩漏等称作脾不统血。

胃，又称胃脘，分上、中、下三部。胃的上部称上脘，包括贲门；胃的中部称中脘，即胃体的部位；胃的下部称下脘，包括幽门。胃的主要生理功能是受纳与腐熟水谷，胃以降为和。胃的主要生理功能为主受纳和通降。

受纳，是接受和容纳的意思。腐熟，是饮食物经过胃的初步消化，形成食糜的意思。《素问·平人气象论》说："人以水谷为本。"《素问·玉机真藏论》说："五脏者，皆禀气于胃；胃者，五脏之本也。"说明胃气之盛衰有无，关系到人体的生命活动及其存亡。胃主通降，以降为和。所以在藏象学说中，以脾升胃降来概括机体整个消化系统的生理功能。

降浊是受纳的前提条件，所以胃失通降不仅可以影响食欲，而且因浊气在上而发生口臭、脘腹胀闷或疼痛，以及大便秘结等症状。

脾主运化水谷和水液，脾胃为病，病机方面如寒热错杂、虚中夹实、气血同病等，临床常见之脾胃系疾病，主要指一般炎症性胃肠道疾病（急、慢性胃炎，急、慢性阑尾炎等）、消化性溃疡、胃出血、胃癌、食管癌、大肠癌及肠易激综合征等等。

总之，脾胃是后天之本，位在中焦，乃气血生化之源，五脏六腑、四肢百骸皆赖以所养。脾胃互为表里，一升一降，燥湿相济，共同完成水谷的收纳、精微的化生与全身血液统摄等功能。

一、脾胃系器官在舌上背面的分区定位

按三分九区法，脾胃脏腑在舌上背面的全息对应图如图 5-22 所示，中区是胃腑信息区，左中区和右中区之纵轴等分线之靠近中轴线部分为脾脏信息区。

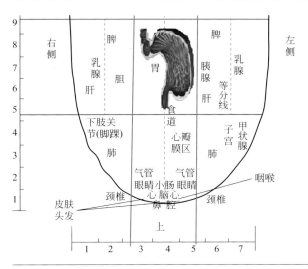

图 5-22 脾胃脏腑在舌上背面全息对应图

二、运用全息舌诊诊断脾胃系部分病证举例

舌纹出现在舌上背面之中区，大小适中。超过其位而上下延伸的多兼杂其他脏腑病变。如萎缩性胃炎多为舌质淡白，白腻苔、薄黄苔。舌色淡白不荣，且泛现青紫色者胃痛多见。舌上背面舌苔出现雾圈纹，局部增厚，显示病势方向和范围（图 5-23），运用舌底上下交叉"8"字全息对应等，按三分九区脏腑定位法在舌下区找到病灶。

例如图 5-23 所示之舌上背面下焦之下区雾圈纹出现，首要考虑盆腔脏器疾病，再按分区域全息定位、舌上面和舌下背腹面全息定位、结肠分区等位等，根据局部舌底络脉和黏膜改变等来确定疾病病位及具体属性，也可以判断其预后转归等。

舌刚、纹裂长粗宽曲交叉聚而津液枯涩、色暗、瘀斑、瘀点和囊性血管扩张凸起赘生，则是多瘤体质的表现。

舌胖淡、舌下腹面中区斑驳、苔厚腻、涎液沫拉线或拉丝成线者为痰湿多囊体质（图 5-24）。舌上背面中区之交叉、链接如"xx"或"8"的舌纹是显示病邪深入、势急危重、气血不和、交争不下，气血津液代谢失常，致病因素所致病理产物

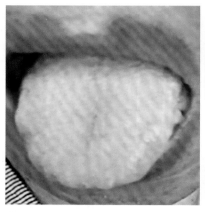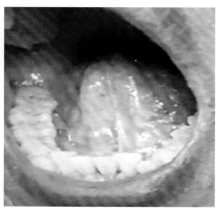

图 5-23　降结肠癌肝转移患者之舌图
舌底下区斑驳失活，水湿弥漫，充血水肿态，降结肠信息区郁络隆凸，色暗。右中部肝脏信息区膨隆瘀斑显著

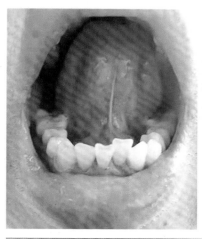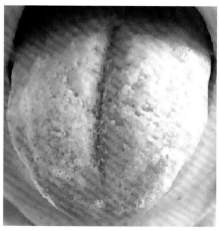

图 5-24　慢性萎缩性胃炎、胃肠息肉、胆囊炎、左肺结节、甲状腺结节切除术患者之舌图
舌红苔白腻厚浊，津稠浊，丰字纹、交叉纹，提示慢性萎缩性胃炎增生体质；舌上背面之胆囊信息区有明显凸起偏大，提示胆囊炎病变可能；舌底左肺信息区偏凸起，提示肺结节增生等可能。甲状腺切除术后，其左上侧局部信息区域凹陷样改变

之能量潴留积聚过久，凸起、凹陷于舌面，机体局部出现不均质增生或充血瘀滞肿大而如十字花形裂开。因部位不同而所患疾病不同，可以大致显示出充血脏器部位、具体空腔脏器黏膜增生形态，如在舌中下区则多提示慢性萎缩性胃炎伴肠上皮化生（图 5-25）、胃癌、发热等；在中区两侧缘之左右中区内侧缘的凸起，可以考虑是脾脏的增生超出正常生理值，即脾大。如图 5-26 肝硬化导致脾大案例所示，肝脏在右中部区域诊察其异于其他区域凸显之增生脉络迂曲膨大赘生等。

　　按三分九区法，舌下腹面之中区是主脾胃信息区，凡是舌纹树叶征、雨伞征、

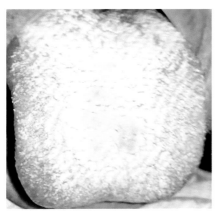
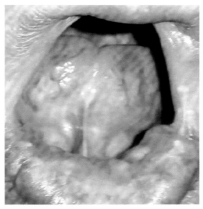

图 5-25　慢性萎缩性胃炎、贲门癌晚期患者舌图
慢性萎缩性胃炎看舌纹的纵横交叉，舌苔的腻滞，舌下腹面中区的斑驳模糊水湿弥漫征。患者舌苔白厚腻，中下焦为主，舌暗红，舌燥津少，舌下腹面中区靠近胆囊信息区以内局部出现凸隆实性增生延展到中轴线部，瘀点、瘀斑围绕其信息区域为主，提示可以做胃镜检查，要排除胃上部贲门部囊瘤赘生可能

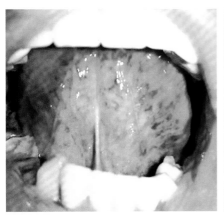
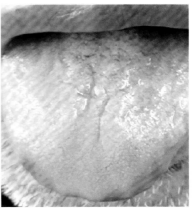

图 5-26　肝硬化脾大、肺结节患者之舌图
舌暗胖淡水滑，舌上背面之左中区稍高于右中区，中部脾脏信息区高于两侧，舌纹错乱交叉提示脾脏功能之脂液不化增生可能。舌下腹面之右中区纵皱襞肝脏信息区囊性增生，瘀点、瘀斑显著，呈银树叶纹，斑驳样、水湿泛滥，树枝脉络样延展，提示肝硬化脾大，静脉侧支循环开放可能

斑驳水肿凸起，甚至静脉曲张明显者，都与脾胃之水液代谢异常、气血瘀滞、脏腑囊瘤增生等有关，与肝胆脏腑功能的关系密切。如左右上区上肢信息区和左右下区之下肢信息区出现囊肿样凸起，因脾主肌肉四肢，脂液不化，代谢障碍，随血脉流注灌渗于机体组织，其所属肢体具体部位患有脂肪瘤（图5-27）可能性较大。舌上背面之通天纹兼雪花纹者，多是癌瘤（图5-28）阴虚瘀热征。

　　若湿热下注，舌苔厚腻而黄，舌尖边多点纹明显，舌红，舌下腹面之下区右侧近纵皱襞侧缘出现囊性凸起赘生物者，多是急性阑尾炎发作（图5-29）；舌系带根部是肛肠部信息区，此处如出现红肿、凸起膨大、囊肿态等征，可以考虑肛窦炎、痔疮（图5-30）等。

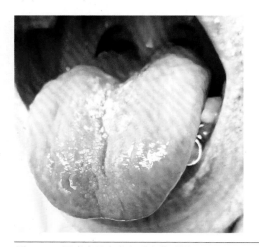

图5-27　胃癌术后患者之舌上背面图
舌体刚紧斑驳不润，通天纹裂，中焦瘀暗凹陷，舌苔浮浊若雪花，津稀多而口渴，舌两侧边缘有瘀斑、瘀点透出

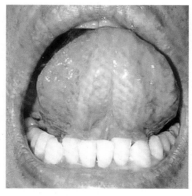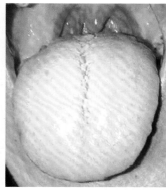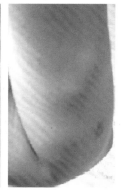

图5-28　双上肢脂肪瘤患者之舌图及上肢前臂
上下肢的信息区各在其左右上下区内，偏中外侧区域。若双上肢出现脂肪瘤则如舌下腹面左上区和右上区中部出现凸起囊性增生征

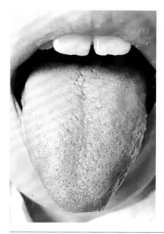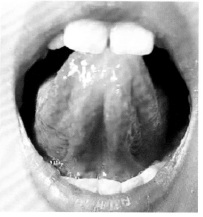

图 5-29　急性阑尾炎患者舌图

舌红赤，苔黄厚腻，下焦为甚。多点纹，边点纹，舌下区交叉裂纹，舌下腹面水湿泛滥、充血水肿，右下区水肿凸起尤其显著，提示急性阑尾炎可能

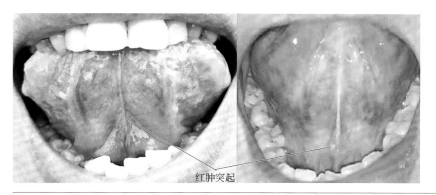

红肿突起

图 5-30　痔疮患者之舌图

舌系带之联结舌根处，全息对应肛肠之终点，如此处红肿凸起者，提示肛周组织炎症，如肛窦炎、痔疮等可能

第四节　肝胆系

　　肝开窍于目，主藏血，主疏泄，有贮藏和调节血液的功能。《素问·五脏生成》："肝之合筋也，其荣爪也。"肝又为将军之官，主谋虑。

　　肝位于上腹部，横膈之下。肝脏是人内最大的腺体，有很多重要的功能。肝是人体的能量合成生化工厂，也是人体重要的解毒器官。肝与胆本身直接相连，又互为表里。肝的经脉循行于胁肋、小腹和外生殖器等部位，故这些部位的病症多从肝论治。

肝主疏泄、肝主藏血、肝开窍于目、在体合筋，其华在爪。

肝主疏泄，泛指肝气具有疏通、条达、升发、畅泄等生理功能。古人以木气的冲和条达之象来类比肝的疏泄功能，在五行中将其归属于木，故《素问·灵兰秘典论》说："肝者，将军之官，谋虑出焉。"形象地解释了肝的功能。肝的疏泄功能还有疏利三焦、通调水道的作用。故肝失疏泄，有时还可出现腹水、水肿等。

《素问·六节脏象论》说："肝者，罢极之本，魂之居也。"肝主疏泄的功能主要表现在调节精神情志，促进消化吸收，以及维持气血津液的运行三方面。

肝主藏血指肝有贮藏血液和调节血量的功能。当人体在休息或情绪稳定时，机体的需血量减少，大量血液贮藏于肝；当劳动或情绪激动时，机体的需血量增加，肝就排出其所储藏的血液，以供应机体需要。如肝藏血的功能异常，则会引起血虚或出血的病变。若肝血不足，不能濡养于目，则两目干涩昏花，或为夜盲；若失于对筋脉的濡养，则筋脉拘急，肢体麻木，屈伸不利等。

中医藏象理论之胆为六腑之一，又属奇恒之腑。胆呈囊形，附与肝之短叶间，与肝相连。肝和胆又有经脉相互络属，互为表里。胆主要功能为贮存和排泄胆汁，并参与饮食物的消化。

胆，连肝之府也。古曰：府者，为藏官府也。胆者，肝之府也。肝主仁，仁者不忍，故以胆断，仁者必有勇也。《素问》曰："胆者，中正之官，决断出焉。"胆贮藏、排泄胆汁，其与小肠的消化吸收功能有关，参与六腑的传化物功能，故胆为六腑之一。但胆不容纳水谷、传化浊物，与其他腑又不同；胆贮藏胆汁为精汁，故胆又属奇恒之腑。

肝胆系疾病为临床常见多发慢性疾病，包括病毒性肝炎、脂肪肝、肝硬化、肝癌、胆囊炎、胆石症、胆囊息肉、胆囊癌等等。

一、肝胆系器官在舌面的分区定位

按三分九区法，肝胆脏腑在舌上背面的全息对应如图5-31所示，舌上背面左中区和右中区之纵轴等分线之远离中轴线部分为肝脏信息区，以右中区外侧为主，胆腑在等分线内侧缘毗邻外侧之肝脏，而左侧肝信息特异性较高区域在等分线内侧靠近中区的上端区域。肝胆脏腑在舌下腹面的全息对应见图5-32。

二、全息舌诊对肝胆系部分病证诊断运用举例

舌下腹面之肝脏信息区域在三分九区法右侧皱襞中区之乳腺信息区的中下部分，此处的血管扩张迂曲增大，色紫暗，多是肝脏功能受损，皱襞一侧血管显著凸出、

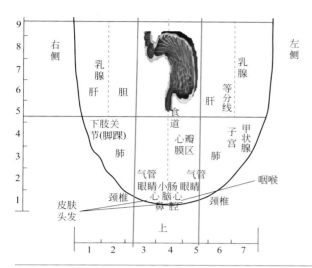

图 5-31　肝胆脏腑在舌上背面全息对应

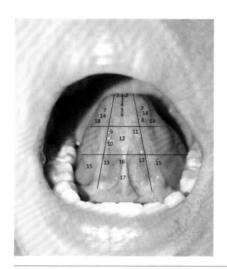

图 5-32　肝胆脏腑在舌下腹面的全息对应

1—鼻咽部信息区；2—扁桃体信息区；3—脑部信息区；4—气管信息区；5—食道信息区；6—肺门信息区；7—肺脏信息区；8—心脏信息区；9—胆囊信息区；10—肝脏信息区；11—胰腺信息区；12—脾脏信息区；13—肾脏信息区；14—上肢信息区；15—下肢信息区；16—膀胱信息区；17—肛肠信息区；18—甲状腺信息区

肝脏信息区整体无明显凸起者，提示为患肝脏血管瘤（图 5-33）可能，而依附皱襞一侧出现囊性增生明显者，多是肝囊肿（图 5-34）。若肝脏信息区出现膨大凸出增生明显者，可以考虑肝脏肿瘤疾病可能等。如图 5-35 所示，此原发性肝癌患者舌苔舌质瘀滞、舌之正反上下瘀点瘀斑显著，胖暗失泽、津稠，舌缘膨隆凸起，病势如盂型，舌下腹面肝脏信息区膨隆凸起，脉络迂曲赘生扩张显著，郁络饱满色黑，舌中下区黏膜呈斑驳水湿弥漫态。

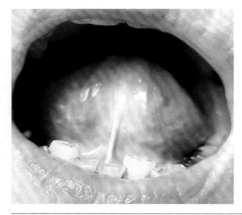

图 5-33　肝血管瘤、胆囊炎患者之舌下腹面
肝脏信息区脉络扩张膨大色紫暗，胆囊信息区红肿凸起若疱

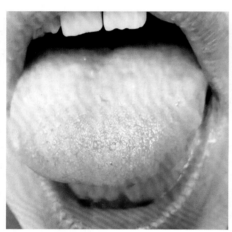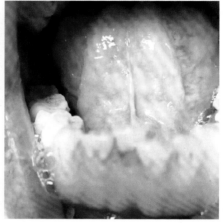

图 5-34　肝囊肿患者之舌图
舌上背面和舌下腹面肝脏信息区积聚增生凸隆，色白

　　胆囊在舌下腹面肝脏信息区之上，近舌尖端。在舌底中轴线之中区右侧，舌皱襞之内侧缘，于胰腺等距离对称性对应（图 5-36、图 5-37）。凡是胆囊炎症（图 5-38）、胆道梗阻、胆囊癌（图 5-39）、胆石症（图 5-40）、胆囊息肉等疾病，都可以看到此信息区的如充血肿大、凸起伴局部放射痛及全身黄疸等征。

　　多点纹之中点纹明显，舌底对应区出现络脉迂曲赘生等者，提示患慢性肝炎、病毒性肝炎（图 5-41、图 5-42）可能，肝脏疾病舌边缘多显示斜线纹之撇纹，舌质红赤充血征，舌苔黄厚腻等，津液黏稠度高，如果是癌瘤增生者，多局部信息区出现显著凸起于舌面、舌底静脉曲张、水湿弥漫，舌体胖大、出现类似串珠纹、斑驳纹、火焰纹等水液代谢失常或静脉曲张等临床表现。若胆囊切除后则在其信息区局部凸出的基础上如顶塌陷出现火山坑样改变。

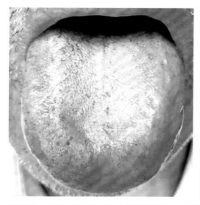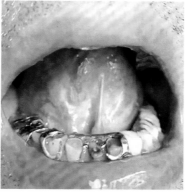

图 5-35　原发性肝癌患者之舌图
舌缘瘀点、瘀斑，舌胖暗苔腻厚黄浊，津稠拉线征，肝脏信息区脉络膨隆粗大凸起显著，色紫暗等，盂型病势

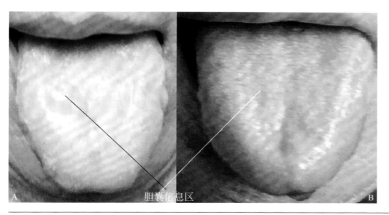

胆囊信息区

图 5-36　舌上背面之胆囊信息区（A 胆囊癌术后患者；B 胆囊结石症患者）
术后脏器缺失凹陷征；结石炎性反应肿胀膨大凸起征

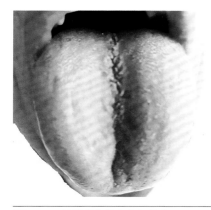

图 5-37　胰腺癌患者之舌上背面
癌瘤增生局部肿胀凸起，胰腺信息区尤为显著

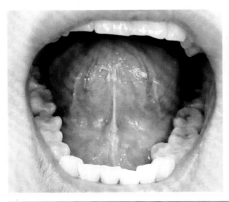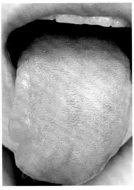

图 5-38　慢性肝炎、胆囊炎、甲状腺结节、乳腺增生患者之舌图
舌上背面左上区下外侧甲状腺信息区有瘀点透出，舌下腹面肝胆乳腺信息区囊瘤赘生征，呈纹理错乱、斑驳失养态，提示其慢性病程，肝脾失调

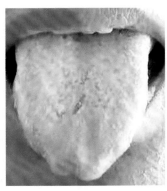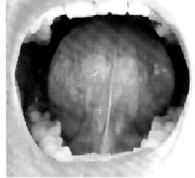

图 5-39　胆囊癌、梗阻性黄疸证患者之舌图
舌苔白腐浊，胆囊信息区郁滞色暗、膨隆凸起征，舌下腹面水湿弥漫，充血郁滞态

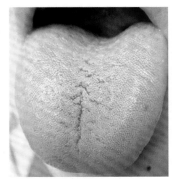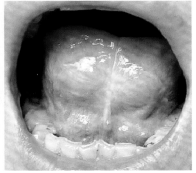

图 5-40　胆石症、甲状腺结节、关节炎患者之舌图
舌上背面左甲状腺信息区瘀点透出，右中区胆囊信息区瘀滞色暗稍凸，舌下腹面胆囊信息区基底红赤充血弥漫，稍隆凸。左右下区之下肢信息区脉络迂曲增大，瘀滞不畅，提示关节疾病可能等

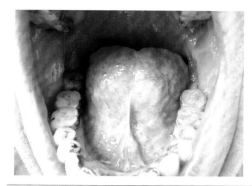

图 5-41 慢性肝炎、腰背下肢疼痛患者之舌下腹面
肝脏信息区迂曲膨大色暗紫显著，中下区水湿重且斑驳瘀滞

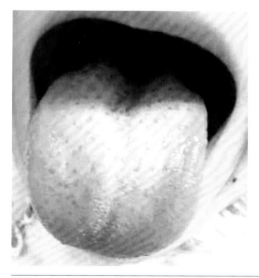

图 5-42 病毒性肝炎患者之舌上背面
舌红赤苔白腻，舌边缘苔净而干，撖纹和边点纹显著，右中区肝脏信息区稍膨隆凸起

第五节　肾、膀胱系

中医脏象学说之肾为先天之本，藏真阴而寓真阳，主藏精，为人体生长、发育、生殖之源，具充脑、荣发、坚骨固齿之用，有生发、温煦、滋养五脏六腑之功，只宜固藏，不宜泄露，所以肾病的证候特征以虚证为主，故有"肾无实证"之说。

肾病常见的证候有肾气不固、肾阳虚衰、肾阴亏虚，以及在虚的基础上形成的本虚标实证阳虚水泛、阴虚火旺等。

　　阴虚阳亢证者多见倒三角形病势，舌体刚而不柔，颤而少静，苔腻滑或净少，津少而稠涩等，西医可以是心脑供血不足之高血压患者，其舌象见图5-43。

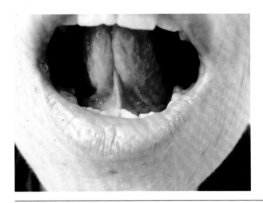

图5-43　左肾囊肿、高血压患者之舌下腹面图
舌刚紧有力，筋脉郁滞水湿泛滥，伞形纹征，左肾信息区下区毗邻侧囊性增生

　　膀胱疾病属六腑病候之一。膀胱是水液汇聚之所，有津液之府、州都之官之称。与肾相表里，有化气行水等功能。膀胱病则有虚寒和实热等不同病机。临床多见湿热蕴结，肾阳不足、气化失司所致诸病。突出症状是小便失常（如遗溺、癃闭、淋浊、溺时疼痛等）。

　　膀胱的病变有虚有实，以实为主，实证常见膀胱湿热，以及尿路结石、血瘀、气滞等证候；虚证常由肾虚引起。如图5-44所示之肾囊肿兼肾结石积水者，舌下腹面之左右肾脏信息区临床表现为囊性增生，右侧肾脏肾盂近舌系带处局部凸起，水湿泛滥，瘀滞暗淡等。

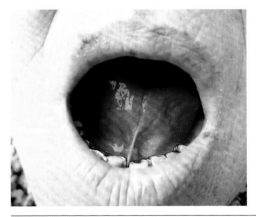

图5-44　双肾囊肿、右肾脏积水、右肾脏结石患者之舌下腹面图
同侧舌下腺膨隆水泽弥漫，近肾盂信息区有小的囊性充血凸起征，提示肾结石积水可能

肾与膀胱为表里关系，在水液代谢中具有非常重要的作用，如《素问·经脉别论》曰："饮入于胃，游溢精气，上输于脾。脾气散精，上归于肺，通调水道，下输膀胱。水精四布，五经并行，合于四时五藏阴阳，揆度以为常也。"

而"肾为胃之关"是指肾脏功能衰竭导致水液代谢异常，浊毒上逆而致眩晕呕吐等证。所以说肾和膀胱在水液代谢过程中起着承上启下的关键作用。

总之，泌尿系统疾病既可由身体其他系统病变引起，又可影响其他系统甚至全身。其主要表现在泌尿系统本身，如排尿改变、尿的改变、肿块、疼痛等，但亦可表现在其他方面，如高血压、水肿、贫血等。泌尿系统疾病的性质，多数和其他系统疾病类似，包括先天性畸形、感染、免疫机制、遗传、损伤、肿瘤等；但又有其特有的疾病，如肾小球肾炎、尿石症、肾功能衰竭等。

一、肾膀胱系器官在舌上背面的分区定位

按三分九区法，肾膀胱脏腑在舌上背面的全息对应如图 5-45 所示，左下区和右下区上部之纵轴等分线之近中轴线部分为西医之肾脏信息区。正常膀胱信息区是在舌下区之中部，因其储存尿液过多则膨大则会超出下区延展到左右下区和中区一部分。

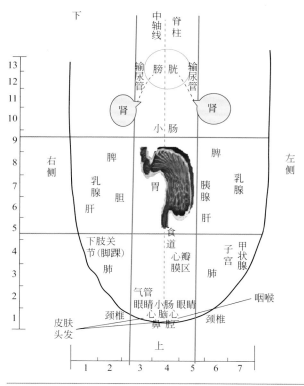

图 5-45 肾膀胱脏腑在舌上背面全息对应图

湿热下注证之膀胱炎症弥漫蒸腾，形成尿潴留，膀胱增大膨满洋溢态，这时舌上背面膀胱信息区会出现梯形纹（图5-46），多伴随圈点纹、雾圈纹出现，多有圆片状或黄厚腻苔附着在舌下区，就像膀胱信息区是用画笔圈出一样。

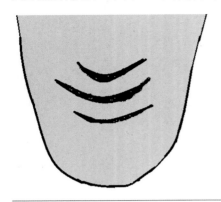

图5-46　梯形纹

　　按三分九区法脏腑全息对应分属图，舌下腹面之2个肾脏信息区在舌纵皱襞两侧位置，即皱襞外侧之左下区和右下区为主，一部分（肾盂部分）在下区上部之纵皱襞内侧缘区域，输尿管沿着舌底中轴线斜下行于膀胱后壁，即下区之中部位置。

二、运用全息舌诊诊断肾膀胱系部分病证举例

　　肾结石通常先发生在肾盏，增大后向肾盂延伸。如果肾盏结石进入肾盂或输尿管，结石可自然排出，或停留在尿路的任何部位。如果结石体积较小如泥沙样，往往不会引起疼痛；但如果结石体积较大，堵塞在输尿管或尿道就会引起疼痛。如果结石堵塞在输尿管，表现为腰部或上腹部突然发作的剧烈疼痛，呈阵发性发作，可间断缓解，并沿输尿管走行放射至同侧腹股沟。这时可以看到舌下腹面中轴线近舌系带两侧处，出现红肿丘包样凸起，在肾盂位置则多是肾结石、积水（图5-47），在输尿管下行路线上则为结石受阻损伤输尿管黏膜而充血水肿状态，在临床中，患者就会除疼痛外还常伴有血尿、恶心、呕吐、尿频、尿急、尿痛等症状。如果结石堵塞在尿道，表现为会阴部剧烈疼痛，伴排尿困难、血尿和尿痛，如果结石体积过大，完全堵塞尿道还会引起急性尿潴留，其舌象如图5-48所示。膀胱癌者（图5-49），多出现尿血症（图5-50），下区近舌系带处多斑驳失养、模糊不清、脉络扩张等。

　　膀胱湿热下注或产后瘀血阻络等导致的膀胱刺激征（图5-51）、肾炎漏下蛋白尿者，舌背下区舌苔上多可以出现点状纹、圆点纹显著聚集状态。舌下腹面膀胱信息区则充血水肿、水湿弥漫、所见之处有模糊不清征。

　　急性肾炎和慢性肾炎隐匿型舌象多属正常淡红舌、薄腻苔。肾移植患者出现排

斥反应（图5-52）时，舌苔厚腻，尤以下区明显，舌质郁暗，舌上背面下区之多点纹、下点纹、雾圈纹显著，舌底中下区黏膜银树叶纹显著。而肾病综合征水肿者舌质淡白、舌体齿痕、胖大淡嫩。尿毒症者多舌质淡白不泽、造血障碍贫血态。肾脏衰竭严重者，常见灰黑或土黄秽浊苔而舌下腹面肾脏信息区出现凸出膨大水泽弥漫态，伴舌底局部静脉曲张。

慢性糖尿病伴有肾结石患者（图5-53），因肾水不足，脂液代谢障碍，膀胱气化不利，湿热易发，舌津少而干，舌底肾脏信息区局部凸起及有结石伴生之机体反应症如疼痛、尿刺激征等的临床表现。

中医之肾主骨生髓，所以再生障碍性贫血、白血病、霍奇金淋巴瘤等舌质上的表现具有舌质苍白、局部瘀点瘀斑、苔白腻或斑驳秽浊等。舌下腹面显著出现癌瘤体质特点：即以沿着中轴线两侧，结合患病之脏腑信息区为主出现瘀点、瘀斑、斑驳样增生、小血管丝状扩张等。

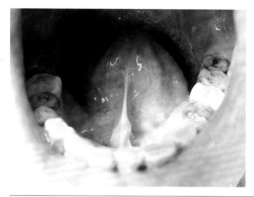

图 5-47 过敏性鼻炎伴肾囊肿、积水、结石患者之舌下腹面图
舌下腹面湿盛泛溢，肾脏信息区囊性增生、肾盂信息区水肿凸起，舌下腺充盈增大，水泽弥漫，色紫暗

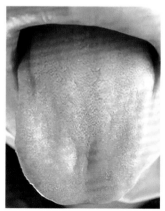 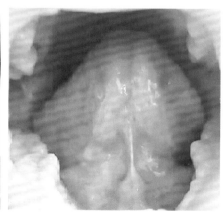

图 5-48 双肾尿结石，右侧肾积水、输尿管狭窄（结石下移处肿痛）患者之舌图
舌下腹面中轴线近舌系带两侧处，出现红肿丘包样凸起

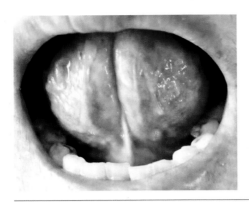

图 5-49　膀胱癌患者之舌下腹面图

舌下腹面癌瘤体质，下区中部稍凸赘生征且斑驳失活

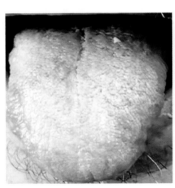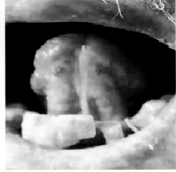

图 5-50　心脑供血不足、尿血症患者之舌图

舌淡暗，苔厚腻稍黄，上中焦苔净，下焦舌纹裂深，脑部信息区斑驳失荣若肿征，舌下腹面脑部信息区有鲜艳瘀点（凸起若血泡），下区膀胱信息区斑驳失活，凹凸不平征

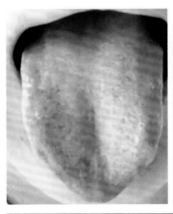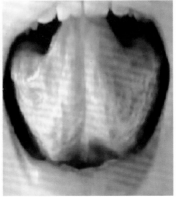

图 5-51　产后恶露不绝、膀胱刺激征患者之舌图

下焦圆点纹、下点纹，苔厚腻黄显著，膀胱信息区雾圈纹。肝胆信息区瘀滞稍隆，边点纹聚集，舌下腹面下区充血水肿态

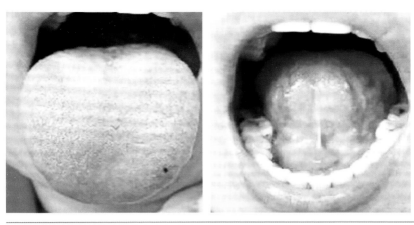

图 5-52　肾移植后排异反应患者之舌图
下区之边点纹、下点纹、圆点纹、雾圈纹显著，舌质郁暗红，苔中下焦浊腻厚，上焦苔薄白而干。肾脏信息区充血水肿涩滞不畅，色青暗兼杂

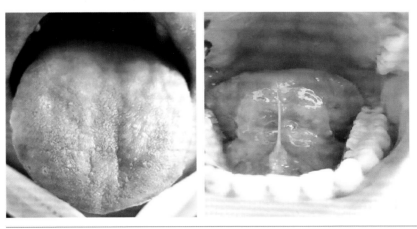

图 5-53　糖尿病、肾结石患者之舌图
津液稠干，拉涎沫呈线状，苔净，湿盛泛溢代谢失常，左肾盂信息区水肿凸起

第六节　妇科、内分泌系

内分泌是外分泌的对应词，即机体组织所产生的物质不经导管而直接分泌于血液（体液）中的现象。即分泌细胞将所产生的激素直接进入到体液中，以体液为媒介对靶细胞产生效应的一种分泌形式。内分泌系统是指体内所有的内分泌腺、激素（内分泌

腺的分泌物）构成的体液调节体系的一大系统，它与中枢神经系统密切联系。内分泌紊乱常特指女性内分泌紊乱，女性患者占绝大多数。内分泌系统疾病男女均可见到，如甲状腺功能亢进、甲状腺功能减退等。进行内分泌的腺体称为内分泌腺，其内分泌物称为激素。激素的影响范围颇广，涉及机体的生长、发育、适应环境、应激反应等。

内分泌系统是指解剖学术语，指全身内分泌腺而言，是神经系统以外的另一重要功能调节系统。内分泌腺可分为两大类：一是在形态结构上独立存在的肉眼可见器官，即内分泌器官，如垂体、松果体、甲状腺、甲状旁腺、胸腺及肾上腺等；二为分散存在于其它器官组织中的内分泌细胞团，即内分泌组织，如胰腺内的胰岛、睾丸内的间质细胞、卵巢内的卵泡细胞及黄体细胞。部分内分泌器及组织参与人类性活动，对人类性活动影响较大，如性腺（卵巢和睾丸）所分泌的性激素是人类性活动的物质基础。就内分泌系统而言，它与中枢神经系统在生理功能上，紧密联系，密切配合，相互作用。

一、妇科、内分泌器官在舌面的分区定位

按三分九区法，妇科、内分泌脏腑及腺体在舌上背面的全息对应如图 5-54 所示。

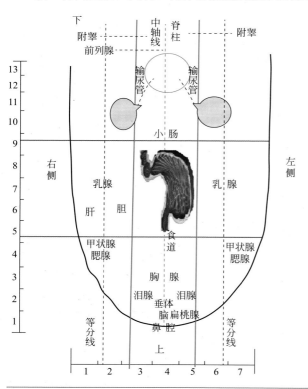

图 5-54 按舌上背面三分九区法之妇科、内分泌脏腑及腺体全息对应图

按图 5-54 与图 5-55 所示，沿着中轴线之鼻腔之下，咽喉部信息区的两侧是扁桃体所在；胸腺在上区之中部；甲状腺在等分线之外侧区域，腮腺分布在同侧甲状腺信息区近舌尖端之上外侧位置，而肝胆信息区之分布在左右中区，已在本章第四节中详述。乳腺信息区在左右中区的横竖等分线之交叉点位置，子宫信息区基本上与膀胱信息区相重叠，再沿着中轴线下移是男性之前列腺信息区，而附睾信息区在下区前列腺信息区之下的中轴线两侧位置。而妇科卵巢信息区分布左下区和右下区之竖等分线之外侧底部区域。

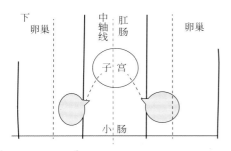

图 5-55 舌上背面下焦三分九区法之妇科脏腑信息对应截面舌示意

关于妇科系统疾病，运用舌下腹面三分九区法妇科脏腑定位法及熟练运用舌象要素，无论是功能性，还是器质性都可以及时鉴别诊断出来。上述妇科系统之舌底腹面三分九区法妇科脏腑信息区全息对应见图 5-56。

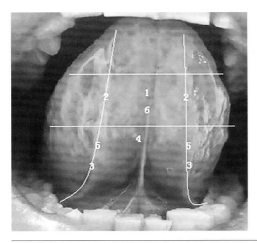

图 5-56 舌底腹面三分九区法妇科脏腑全息对应信息区域分布图
1—子宫；2—乳腺；3—卵巢；4—盆腔；5—输卵管；6—子宫颈

二、运用全息舌诊诊断妇科、内分泌部分病证举例

妇科和腺体炎症性疾病都可以出现多点纹为主的临床表现，月经来前 2 天，边

点纹明显渐聚于舌左右上区边缘，随月经来之后几天内多渐隐没于舌面。这属正常生理舌象。湿热下注之带下疾病舌苔初期多白黄，盆腔充血综合征则舌质红暗，舌苔多厚腻而黄，慢性盆腔炎者，舌质多淡暗不泽，下区之舌苔多厚腻而白。

舌下腹面之甲状腺信息区在左、右上区分布，其增生结节癌变（图5-57）等，可以在此处看到瘀点瘀斑、斑驳增生凸起等表现（图5-58）。舌上背面鼻咽部较常有所膨隆凸起征，腮腺区出现瘀斑，舌下腹面之舌上区舌尖之鼻咽部、腮腺部信息区出现瘀点瘀斑、赘生凸起物伴舌边缘呈现瘀点、瘀斑深暗瘀滞者，可考虑鼻咽部癌瘤可能性（图5-59），其术后舌上背面膨隆态则逐渐塌陷呈凹征等；乳腺信息区在中区之舌皱襞中间区域，如图5-60所示之乳腺纤维瘤在舌下腹面左中区纵皱襞一侧；子宫信息区在中区位置，沿着皱襞下移到下区位置是卵巢信息区。如卵巢囊肿（图5-61）发生此处凸起膨大赘生、小血管迂曲紫暗等。

乳腺癌外科手术中有清扫淋巴结者，术后恢复期因为淋巴液回流障碍，牵扯患病一侧的上肢出现水肿滞涨肿痛，舌下腹面中区近纵皱襞处出现囊肿性凸起赘生物，甚至对应的上肢信息区也有瘀点瘀斑出现。如图5-62所示。

腺体的病变无论是炎症、囊肿还是癌瘤增生等，都可以是充血水肿、水湿弥漫、局部区域模糊不清。而增生癌瘤者，局部区域瘀点瘀斑明显、斑驳不泽凸起，小血管迂曲扩张，色泽紫暗等。囊肿者多有透明视觉感，癌瘤者多晦暗不清。子宫颈HPV患者、子宫颈癌症患者，舌下腹面之中区底部及下区上部多出现斑驳凸起、斑驳不泽样体征，且两侧舌皱襞可能会有白色冰柱样的临床表现等，如图5-63所示。如图5-64所示之子宫内膜癌患者舌下腹面中区呈斑驳失泽、模糊增生之银树叶征，舌底腹面小脉络如蛛丝样增生迂曲扩张态，以中区纵皱襞内侧缘为界限，牵涉下区膨隆凸起赘生物，色泽深暗而充盈征。而图5-65所示之舌底中区之下的非囊肿性凸起者，提示有子宫肌瘤可能。

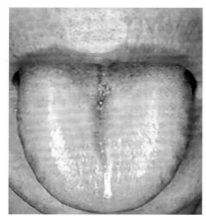
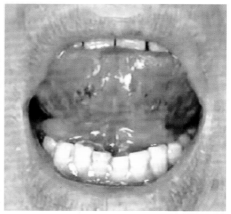

图 5-57　甲状腺癌患者之舌图
舌暗滞水滑，甲状腺信息对应区瘀斑透出，隆凸水肿征

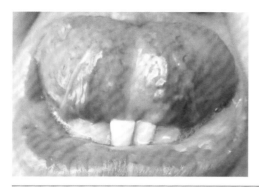

图 5-58　右侧甲状腺结节、左侧卵巢囊肿患者之舌下腹面
右侧甲状腺信息区囊性增生征，左侧卵巢信息区脉络膨隆凸起肿大如珠囊

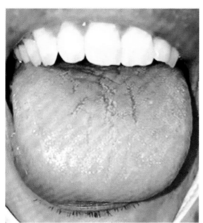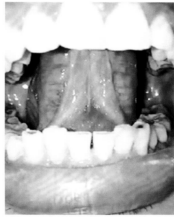

图 5-59　鼻咽癌侵害腮腺患者之舌图
腮腺信息区是在甲状腺近舌尖之上外侧端，其右侧信息区出现条索样瘀斑

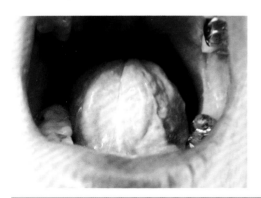

图 5-60　肝血瘤、甲状腺结节、左乳腺纤维瘤术后患者之舌下腹面
右侧甲状腺信息区囊性增生凸起，肝脏信息区膨隆迂曲扩张显著，左侧纵皱襞上之乳腺信息区术后凹陷断连，外围局部因血脉滞阻而出现囊性增生征

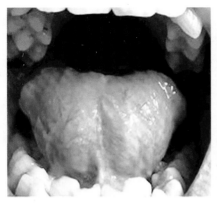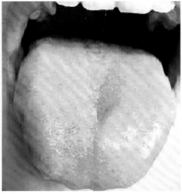

图 5-61　乳腺增生、右侧卵巢囊肿患者之舌图
乳腺信息区和卵巢信息区囊性增生凸起征

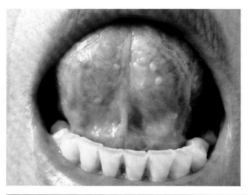

图 5-62　左侧乳腺癌术后患者之舌下腹面
乳腺信息区术后组织缺失而塌陷，纵皱襞呈断连征，毗邻周围多现囊性增生

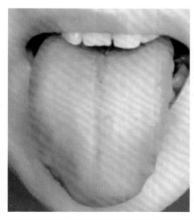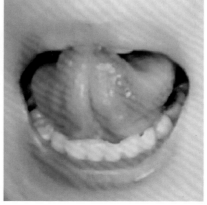

图 5-63　子宫颈癌患者之舌图
舌下腹面中区下部近舌系带处水肿膨隆凸起，累及纵皱襞，寒涩瘀滞充血显著，隐透寒青色，如透明

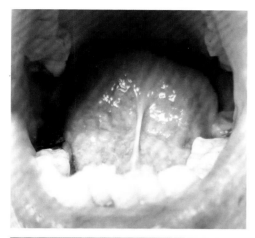

图 5-64 子宫内膜癌、胰腺囊肿患者之舌下腹面图
中区近舌系带连接处水肿膨隆凸起，伴脉络迂曲扩张征等；与胆囊信息区对应之胰腺信息区呈现囊性增生征

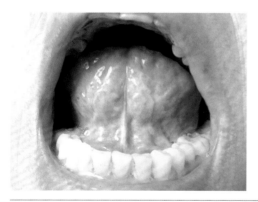

图 5-65 子宫肌瘤子宫全切术后、右侧乳腺囊肿患者之舌下腹面图
子宫全切术后中区现塌陷漏斗征，子宫肌瘤实性增生征，右侧乳腺信息区局部稍显囊性增生征

第七节 神经系统

中医学理论认为心藏神，又称主神明或主神志，是指心有统帅全身脏腑、经络、形体、官窍的生理活动和主司精神、意识、思维、情志等心理活动的功能。故《素问·灵兰秘典论》说："心者，君主之官也，神明出焉。"人体之神，有广义与狭义之分。广义之神，是整个人体生命活动的主宰和总体现；狭义之神，是指人的精神、

意识、思维、情感活动及性格倾向等。心所藏之神，既是主宰人体生命活动的广义之神，又包括精神、意识、思维、情志等狭义之神。

脑为奇恒之腑之一。脑，又名髓海，深藏于头部，居颅腔之中，其外为头面，内为脑髓，是精髓和神明汇集发明之处，李时珍又称之为"元神之府"。《素问·五藏生成篇》："诸髓者皆属于脑。"《灵枢·海论》："脑为髓之海。"脑的主要生理功能是主宰生命活动、精神活动和感觉运动等。心主神明，主神志，其功能也涵属于脑功能。

神经系统疾病包括脑血管疾病、脑部肿瘤疾病、周期性瘫痪、进行性肌营养不良、强直性肌营养不良、共济失调等等。

一、神经系统器官在舌面的分区定位

按三分九区法划分，舌上背面舌上区近舌尖部三分之一区域就是大脑信息区域，与其对称对应之舌下腹面大脑信息区相同。而纵沟中轴线可以看作脊柱内脊髓下行分布之路线，所以一旦神经系统出现疾患，多沿着中轴线附近有瘀点瘀斑、赘生物等表现，临床以近舌尖之舌上区为多。

二、运用全息舌诊诊断神经系统部分病证举例

舌上背面之舌尖部沿中轴线下行多出现小针纹，纹线少而浅多为神经性头痛（图5-66、图5-67）；舌纹深宽甚至2～3条细纹伴随其周边，则考虑癫痫或精神分裂症（图5-68）等；舌纹深长交叉分杈者可以是精神分裂症表现，而焦虑抑郁（图5-69～图5-71）、偏头疼者，舌态多出现神经敏感（图5-72）之舌体紧绷，舌左右上区边缘侧呈火焰状、淡胖齿痕透明样、甚或有瘀点瘀斑、紧张度增高，伸舌舌态则舌体不自控地震颤不已，多伴肢体震颤及精神惊悸、焦虑不安等症。

对脑部疾病的研究中，脑血管意外的舌象呈分阶段变化，随着病程从中经络向中脏腑转化，舌象则由舌质暗红、薄白腻转向舌质绛红紫色，瘀点瘀斑的聚集出现于脑部信息区域，舌苔裂纹燥涩或黄腻等。

舌下腹面看患者卷舌时的舌体之紧张程度、舌尖中脑部对应信息区有无赘生物凸起等。若脑肿瘤（图5-73）、脑血管意外者，患者无论是舌上背面舌象态势图，还是舌下腹面之静脉曲张程度不一样，必然都出现左右两侧凹凸不平衡之态，出现瘀点瘀斑征等，根据《内经》里讲"左病治右，右病治左"的针灸治疗原则，这也反证了"8"字交叉理论的病理生理学临床意义。

正常舌下腹面之舌系带原则上与舌之中轴线是一致的，舌底中轴线对应的是脊柱，而脊柱恰是维护脊髓和脊神经，按全息对应理论，舌中轴线或舌系带两侧出现的凸起、赘生、血管迂曲扩张等要考虑到在上则脑部疾患，在下则脊髓、神经系统疾病，如脑膜瘤（图5-74）、神经鞘瘤（图5-75）、脊髓空洞症（图5-76）等。如图5-77案

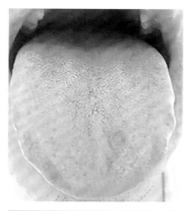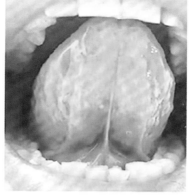

图 5-66　神经性头痛患者之舌图

左右上区之舌边缘若火焰状红赤明显态，甚至颤动若放电征，小针纹，舌下腹面对应区局部有脉络迂曲扩张和瘀点

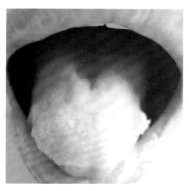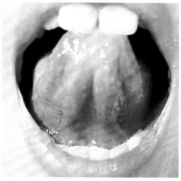

图 5-67　右侧神经性头痛患者之舌图

舌上背面右上区边缘锯齿凸起膨隆充血，多点纹显著于左上区，舌下腹面对应区充血水肿、郁滞突出

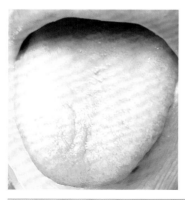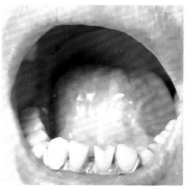

图 5-68　精神分裂症人格障碍患者之舌图

脑部信息区纵裂纹多而深宽长分叉，苔腻舌红，心脏信息区偏苔厚稍凸

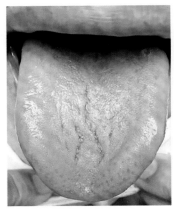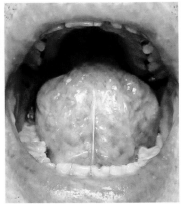

图 5-69　胆囊息肉、结肠炎患者之舌图
多点纹，中下区纹理错乱，凹凸不平。下区结肠信息区充血水肿，斑驳模糊，胆囊信息区囊瘤赘生

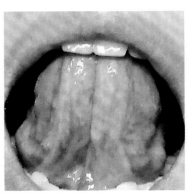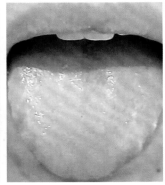

图 5-70　抑郁症、前列腺囊肿患者之舌图
舌下区上部之舌系带连接处是前列腺信息区，且其呈囊性赘生，舌态震颤多动，湿盛泛溢，脉络瘀滞不畅等

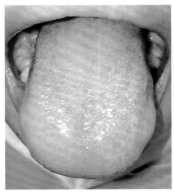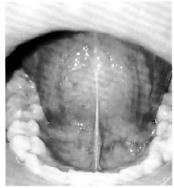

图 5-71　焦虑症、附睾炎患者之舌图
纵皱襞之附睾信息区充血水肿，囊性增生，湿盛泛溢，舌体边缘胖淡颤动征

122　舌诊全息论

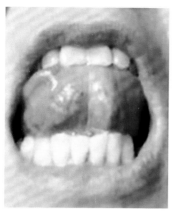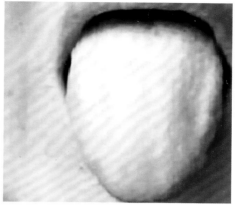

图 5-72　抑郁症、过敏体质患者舌图
舌体刚而紧张度高，边缘郁暗失畅，多点纹显著，舌态绷紧而反复校正，右下区粗隆瘀滞偏凸起，苔偏腻厚，气血聚集

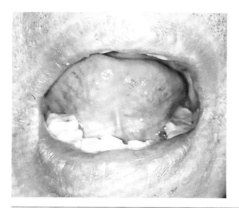

图 5-73　脑部肿瘤术后脑水肿患者之舌下腹面图
脑部信息区之术后凹陷水肿及瘀滞血泡凸起

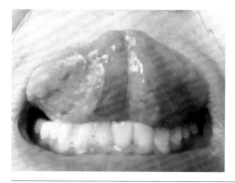

图 5-74　近垂体良性脑膜瘤患者之舌下腹面图
脑部信息区近舌尖缘近中轴线一侧之实性赘生凸起

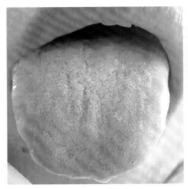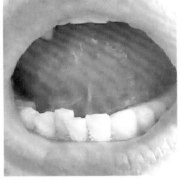

图 5-75 神经鞘瘤术后、右侧三叉神经痛患者之舌图
右上区近边缘处凹痕，舌边脉络暗滞、水肿凸起显著

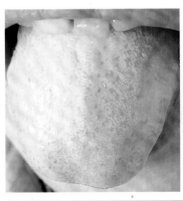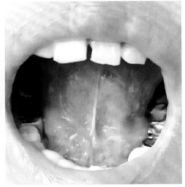

图 5-76 脊髓空洞症患者之舌图
舌下腹面近中轴线侧血泡赘生物，提示患神经系统疼痛失能性疾病等

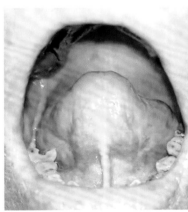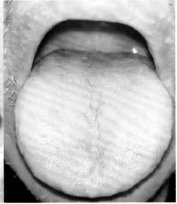

图 5-77 右侧大脑梗死后遗症患者之舌图
舌上背面倒三角形，舌下腹面跛型病势图，脑部信息区右侧局部凹陷

例所示，舌下中线之舌尖区之上区大脑对应信息区出现瘀点、瘀斑者，多是大脑缺血灶样损伤。同时若脑血管意外出现一侧肢体偏枯、半身不遂征者，多出现跛行病势图，多辨为上盛下虚证，但也有出现跛行病势图之脑血管意外且不是半身不遂者，此与患者大脑损伤部位不同有关。其跛型病势图可以是因为外伤原因所致等。而跛型病势图者，随病程延长则临床会出现中轴线偏移、椎关节紊乱、脊柱侧弯等症状。

　　如图 5-78 所示，患者乃慢性阻塞性肺疾病之肺大泡破裂融合征，其舌下腹面上区之近中区范围有破血损伤征或手术组织损伤征表现。此瘀血凸起点赘生物有异于其他暗紫色而呈色泽明艳类似石榴籽样，比较饱满。手术组织损伤征因其切口规则、完整，多为单枚血样凸起，而脏腑病因其血管破裂出血且破裂处呈不规则征，故舌下腹面局部呈散在多枚血样凸起物。而脑出血之信息区在舌上区近舌尖之三分之一区域，肺则在舌上之下，舌中之上及左右上区范围。此可以作为脑出血（图 5-79）鉴别诊断参考。

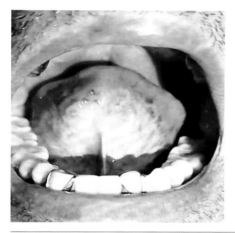

图 5-78　慢性阻塞性肺疾病之肺大泡破裂融合舌图
远脑端之肺部信息区内肺大泡破裂术后，破血损伤之脉络凸起

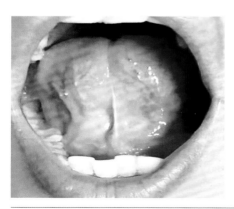

图 5-79　左侧脑出血患者之舌下腹面图
舌下腹面脑部信息对应区出现血泡样新鲜赘生物

如图 5-80 所示，此为小脑萎缩、共济失调症患者之舌图，舌苔白厚腻，津液稠厚，拉丝成线，舌上质胖淡失泽，舌上背面有鱼骨纹、长深纹，大脑信息区有小悬针纹，病势呈倒三角形。舌下腹面大脑信息区凸起胖淡如蚊咬之包，其肢体侧信息区有显著瘀点瘀斑、水湿泛滥，舌体震颤，舌态少静多动。

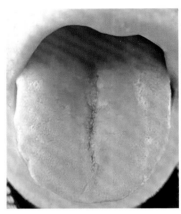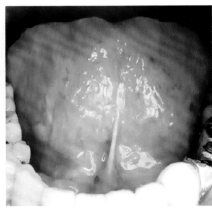

图 5-80 小脑萎缩、共济失调症患者之舌图
脑部信息区下部凹陷，毗邻区瘀点瘀斑散在，延展传导于上肢范畴，提示其器质性病变伴功能性缺失，肢体麻木震颤，筋脉失养不遂等

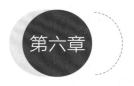

第六章　临床医案

案例① 阴水证

王某，女67岁，2015年4月15日初诊。

主诉：畏寒肢冷3年，下肢水肿2个月。

简要病史：患者面白不华虚浮，畏寒肢冷3年多，腰腿痛，膝关节遇到寒凉天气就会疼痛，身体乏力，口干舌燥，纳差，痞闷不畅，呃气顶逆，焦虑眠差，郁郁寡欢，不善排解，怕惊，安全感不足。自述小便正常，平时有大便感，但解不出来，牙遇凉则痛，小腿浮肿已2个月，按之有凹坑明显。

既往有偏头痛、慢性胃炎史。无药物等过敏史，无高血压、糖尿病和精神病史等。

脉诊则左寸浮乏力，寸下气囊凸出物，关尺虚细涩乏力，尺外浮厚凉，右浮濡乏力，寸麻涩，沉取郁动无力，关沉弦涩，尺浮大厚硬，沉取无力。

舌诊特点：舌质淡暗胖，舌苔白腻，津液拉涎沫，中上区有竖裂纹，病势图呈正三角型。以舌下腹面中下区为主出现水湿弥漫模糊态，皱襞侧小血管脉络扩张迂曲膨大，局部细络脉如丝裸露于舌面。

具体舌象见图6-1、图6-2。

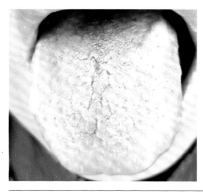

图6-1　王某舌上背面舌图

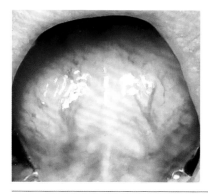

图6-2　王某舌下腹面舌图

中医诊断：

① 阴水（脾肾阳虚）；

② 慢性胃炎；

③ 便秘。

辨证：《丹溪心法·水肿》："若遍身肿，不烦渴，大便溏，不涩赤，此属阴水。"《类证治裁·肿胀》："因肺脾肾虚致水溢者，为阴水。"脾阳虚弱者，证见下肢浮肿，按之凹陷不起，脘闷腹胀，纳减便溏，面色萎黄，四肢不温，小便短少，舌淡苔白腻水滑，脉濡缓乏力，治宜健脾利水，用实脾饮、大黄附子细辛汤、真武汤等方。肾阳虚衰者，证见腰以下肿甚，畏寒肢冷，神疲气怯，面色㿠白，腰脊酸重，舌胖色淡苔白，脉沉细濡弱、沉取乏力，治宜温肾化水。

治法：温阳利水、通腑活血。

处方：厚朴45g，香薷15g，枳实20g，白术30g，酒大黄20g，细辛3g，黑附子12g，酒肉苁蓉45g，防己12g，槟榔30g，茯苓45g，草果30g，黄芪45g，草豆蔻30g，益母草60g。

七剂水煎服，每次200mL饭后温服，一日2次。

嘱淡盐饮食，多吃生姜、蔬菜类粗纤维食物。

二诊：上药服后睡眠质量好转，畏寒肢冷消失，腰腿痛明显好转，水肿消失大半，原方去防己、香薷，改为当归6g、五加皮30g，十剂水煎服，每次200mL饭后温服，一日2次。半月后其女电话告知诸症已痊愈，无不适。

按：《素问》："阳气者，若天与日，失其所，则折寿而不彰。故天运当以日光明。"阴得阳则消，阳化气阴成形，肾脏膀胱为水液代谢之枢纽，气化得利，阳气温运，冬暖冰消，水湿渗利而去，诸症缓解，终趋痊愈。

案例2　痛经证

李某，女27岁，2015年4月26日初诊。

主诉：遇冷鼻干咽痒流涕，经来腹痛2个月。

简要病史：患者面色精神可，自诉手脚怕冷，偏头痛，眼睛干涩，思虑过度，郁闷憋屈，牙龈充血，好强，不善妥协，慢性胃炎，呃气顶逆，血虚寒凝证，宫寒痛经体质，关节僵硬，肠胀气，鼻干充血，皮肤容易发痒，颈项不舒，后背肌筋膜炎，沉不住气，怕惊，睡眠差，盆腔充血。自述生孩子后非常怕冷，还有痛经表现，已经2个月。经来则小腹坠胀疼痛，身心疲惫。月经周期正常，未超期。

既往无高血压、糖尿病、精神病、遗传病病史，无药物过敏史。有慢性胃炎及低血糖史。

脉诊右寸斜内上粗条纹筋感，凉，右弦细，关涩，寸关间凸沉取郁滑动，尺虚大寒涩，弦细无力，左寸关弦细，寸凸郁动无力，关沉弦细，尺浮虚大，沉取滑缓无力，尺脉道厚稍硬。❶

舌诊特点： 舌质淡红苔薄白腻，舌尖上部现点状纹聚集，甚至黑色瘀点，舌体紧张性高，伸舌绷紧多动，不易抓拍舌象，或因舌系带短，卷舌不太成功。舌下腹面中下区域，寒涩苍茫，水湿弥漫，局部郁络明显。

具体舌象见图 6-3、图 6-4。

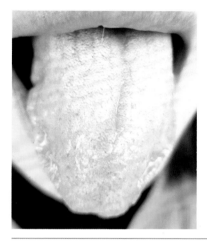

图 6-3　李某舌上背面舌图

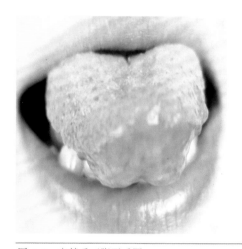

图 6-4　李某舌下腹面舌图

中医诊断：

① 血虚寒凝证；

② 痛经；

③ 鼻渊（过敏性鼻炎）。

辨证： 血虚寒凝指血虚与寒邪相互作用的病证。出现舌淡苔白脉弦细，血得温热则行，遇寒则凝泣。《素问·举痛论》："经脉流行不止，环周不体。寒气入经而稽迟，泣而不行，客于脉外则血少，客于脉中则气不通，故卒然而痛。"

血虚寒凝既可见肢体关节拘急疼痛，甚或四肢末端指掌青紫、疼痛，也可引致胸腹部急结疼痛不舒，特别是少腹部疝痛和胸痹心痛，在妇女还可引致月经延期和痛经。

营卫不和，卫外不固，体虚易感，肺气虚馁，鼻炎过敏等。

治法： 温经散寒，养血通脉。

处方： 麻黄 6g，黑附子 6g，细辛 3g，葛根 30g，扁豆花 24g，蒲公英 30g，小

---

❶　为现代全息脉学的六关描述。

茴香 24g, 枸杞子 24g, 菊花 6g。

十剂颗粒剂, 饭后水冲服, 一日 2 次, 每次半剂量。

嘱注意保暖防寒, 多食生姜温性食物。禁止服用寒凉冷饮、西瓜等。

二诊： 服前药后过敏性鼻炎基本痊愈, 精神头和睡眠好转明显, 乏力感大减, 仍怕冷, 少腹坠有胀感。前药去扁豆花、菊花, 改为醋延胡索 18g, 炒川楝子 10g, 再七剂量颗粒剂, 冲服如前。

三诊： 经来已无腹痛, 要求巩固一下。

桂枝 15g, 炒白芍 24g, 大枣 15g, 炙甘草 12g, 葫芦巴 30g, 生姜 15g, 当归 6g, 饴糖 50g。

七剂颗粒剂, 水冲服。也可以一日一次, 半剂量, 连服 14 天巩固之。

按： 六经辨证为血虚寒凝证, 脏腑辨证为里虚寒证。四肢脉络多为雷诺现象, 皮肤黏膜多敏感拘挛甚至过敏, 不耐寒、热、疼痛等。防护得当, 可降低复发率。

案例 3 水肿证

张某, 女 60 岁, 2015 年 5 月 23 日初诊。

主诉： 眩晕乏力 20 天, 下肢水肿 6 天。

简要病史： 患者面容憔悴, 萎黄不泽, 眼睑虚浮卧蚕样, 声低短气, 精神差。咽喉不利, 经常咳嗽, 有痰量少, 色白。咽喉有异物感, 偶疼痛。口干舌燥, 眩晕乏力 20 多天, 无呕吐, 下肢沉重, 动则喘息, 腰腿酸软, 下肢有水肿 6 天, 按压则有凹陷, 畏寒肢冷, 纳差腹胀, 心慌惊悸, 睡眠障碍, 不耐疲劳, 小便不利, 大便可。

既往有慢性肾炎史, 无高血压、糖尿病、精神病史。无食物药物过敏史。

脉诊则六脉整体无力, 关细涩, 沉取寸关滑动上冲, 关尺无力虚散, 左浮取无力, 沉取寸关膨凸滑上冲促热, 寸上浮大热无力, 尺凉沉弦滑紧内曲无力。

舌诊特点： 舌红苔腻, 舌尖上区有口字纹, 中部丰字纹, 舌边缘两侧苔净, 中轴线偏曲, 呈梯形病势, 肾脏信息区充血水湿弥漫状态, 下区皱襞筋脉增大, 小血管脉络有扩张态。右肺下部对应信息区有充血水肿水湿弥漫模糊征。

具体舌象见图 6-5、图 6-6。

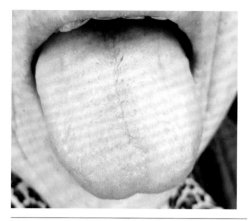

图 6-5　张某舌上背面舌图

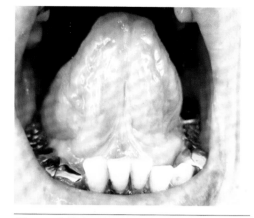

图 6-6　张某舌下腹面舌图

中医诊断：
① 水肿（肺肾不调之慢性肾炎）；
② 眩晕症；
③ 支饮（喘息性支气管炎）。

辨证：证属水饮，在肺可为支饮，水饮在肺则咳逆喘息不得卧，小便不利则水气流溢，下注于下肢而呈水肿，睡卧体位则下眼睑水肿征，因风化热则泛溢咳嗽生痰，咳喘痰炎四症齐全，气管顺应性下降，支气管扩张试验阳性，舌呈"口"字纹，舌下腹面肺肾信息区局部体征明显。水湿上冲，凌心射肺，心慌气短，惊悸不安，上盛下虚，筋脉拘急，眩晕乏力，睡眠障碍，纳差痞满，舌红苔腻，裂纹征显，梯形病势图，恰是上下肺肾不调之征象等。慢性肾炎综合征多气阴不足，小便不利，下肢水肿，免疫力下降，体虚易感等。

治法：宣肺利水，固肾止漏。

处方：麻黄 12g，生石膏 30g，苦杏仁 6g，甘草 6g，大枣 12g，蝉蜕 10g，益母草 60g，炒白术 12g，黄芩 24g，车前草 30g，鱼腥草 45g，鹿角霜 20g。

七剂，日一副水煎服，每次 200mL，一日 2 次饭后温服。

淡盐饮食，禁止服用奶类，劳逸结合，防外感。

二诊：自述，服用前药后头晕明显减轻，口干，小便通畅些了，次数减少，仍有泡沫，右手麻，咳嗽咳痰少了。只是尿蛋白流失致使肾气还是弱些，不是一天能补上来的，心烦气躁减轻了，腿肿明显减轻，湿热下注，郁热总体好一些了，肾气亏损严重，虚劳要慢慢调，滋补要循序渐进。故改方如下：

黄芪 30g，炒白术 15g，鹿角霜 45g，蝉蜕 15g，黄芩 20g，猪苓 10g，莲须 30g，沙苑子 30g，熟地黄 24g，酒萸肉 15g，柴胡 6g，龙骨 15g，金银花 15g，车前草 20g，龙胆草 15g。

十四剂，日一副水煎服，服用方法禁忌等如前所述。

患者回老家食用腌制品一度水肿反复，后及时改正。上方患者在本地连用2个月，诸症消失，劳作无碍，临床尿液检查正常无蛋白。

按：肺为水之上源，提壶揭盖法是宣发肃降失常的正治之法，金水相生，肾气膀胱自疏。而脾为后天之本，肾为先天之本，人之元精不损，机体必顾护无碍，标本虚实之辨证用药，贵在切中病机，饮食得当，截断病程，使患者尽快痊愈。

案例④ 郁证

彭某，女47岁，2016年2月16日初诊。

主诉：胸闷憋气咳嗽，小腹坠胀不适3个月余。

简要病史：患者面色倦怠憔悴，精神不振，喜叹息，自述胸闷憋气咳嗽，小腹坠胀不适3个月余。咽喉不利，常常发炎疼痛，肩周不畅，活动可。

按压胸胁则疼痛，且日久不愈，痛如针刺而有定处，或呃逆日久不止，或饮水即呛，干呕烦闷，心悸怔忡，失眠多梦，口干晨起口苦，急躁易怒，沉不住气，焦虑眠差，颈背沉紧疼痛，下肢活动正常。饮食及二便可。月经周期正常。

既往有腹膜下平滑肌瘤病，已经反复手术4次，未痊愈。B超检查示子宫肌瘤、右侧卵巢囊肿。无过敏、高血压、糖尿病、精神病史。

脉诊则脉管膨满，寸关间膨凸圆包晕滑数热，尺浮厚硬，沉取无力，左寸关膨凸圆长晕，郁动无力数，关沉凹点涩，尺浮厚硬无活力。六脉呈气滞血瘀痰凝、癥瘕积聚脉势，虎口脉示后背对应区增生囊瘤呈马蹄形。

舌诊特点：舌质暗淡、舌下腹面中区有实性凸起赘生物，右侧皱襞根部有囊肿样征，舌下腹面呈肌紧张焦虑状态，水湿弥漫，脉络细丝纷扩，中区斑驳模糊态。皱襞侧有瘀斑、瘀点。

具体舌象见图6-7、图6-8。

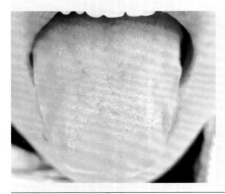

图6-7 彭某舌上背面舌图

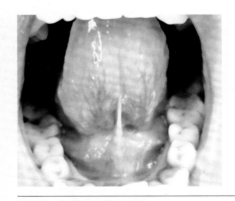

图6-8 彭某舌下腹面舌图

中医诊断：

① 郁证（气滞血瘀证）；

② 癥瘕（子宫肌瘤、卵巢囊肿）；

③ 咳嗽（急性支气管炎）。

辨证：证属郁证，气血瘀滞不畅，情绪压抑烦乱憋闷，气滞血瘀，胸胁胀满，按压疼痛不适，口苦咽干目眩，少腹里急下坠，囊瘤赘生体质。脾为生痰之源，肺为蓄痰之器，痰湿水饮上泛，咳嗽喘憋气促必作，因郁致病，因病致郁者，都出现气血失畅之郁证表现，在临床诊疗中常见。气滞痰凝，久而入络伤血，凝滞沉积呈瘤，癥瘕积聚在局部，成为囊瘤显示于现代医学检查仪器端，出现舌淡暗，苔多腻滞，舌下腹面凸起赘生、斑驳病变、脉络迂曲扩张等。

治法：活血化瘀，化痰养阴，行气止痛。

处方：麻黄 12g，葛根 60g，桂枝 30g，炒白芍 30g，大枣 30g，炙甘草 12g，厚朴 45g，枇杷叶 45g，蜈蚣 3 条，血竭 5g（冲服）。

七剂，日一副水煎服，每次 200mL，一日 2 次饭后温服。

二诊：自述服用前药后痰少了，胸胁部疼痛消失大半，还有清鼻涕，偶尔流，动不动嘴里黏糊，眼皮发胀，经期突然下来一个异物（笔者言：这可能是子宫黏膜下瘤）。

患者因经济困难问题，改服桂枝茯苓丸巩固之。

按：气滞血瘀痰凝，互为致病因素，不断胶结，腻滞不化，痰湿阻滞、癥瘕积聚，病发于脏腑，外征于络脉局表，全息于舌脉，虚实夹杂之征，行扶正祛邪之法，幸得良效。

案例⑤ 眩晕症

韩某，女 46 岁，2016 年 3 月 12 日初诊。

主诉：头晕乏力，纳差 20 天。

简要病史：患者面色㿠白，精神疲倦，发少。头晕乏力 20 多天，睡眠质量下降，颈项疼痛不舒，多梦，情绪低落，牙龈出血，手脚怕冷，怕冷畏寒，肠蠕动慢，腹胀呃逆，右乳乳腺增生，胀闷不舒，头皮发痒，右腿不通畅，小腹坠胀，近期疲劳感比以前严重，小便可。月经周期正常。

既往有浅表性胃炎，无过敏史、高血压、糖尿病及精神病史等。

脉诊则右弦细滑，整体无力，寸关浮大，关尺沉弦细涩紧内曲无力，尺下凉，左寸弦细紧至寸上，关点涩，整体无力，关尺弦细紧内曲。

舌诊特点：舌淡红苔薄白，舌尖部舌质偏红，有郁热征，左右上区边缘凸起有颈项不舒之征，右肺部信息区有竖裂纹，多是伤阴化热生痰咳嗽征。舌上背面呈倒三角病势，多见于眩晕症。下区舌苔偏厚腻则寒湿在下肢沉滞，涉及盆腔充血综合征。

具体舌象见图 6-9、图 6-10。

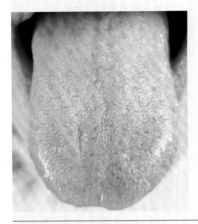
图 6-9　韩某舌上背面舌图

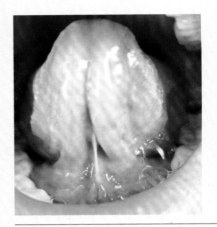
图 6-10　韩某舌下腹面舌图

中医诊断：
① 眩晕症（风痰上扰证）；
② 气血不足证。

辨证： 眩晕，颈项疼痛不舒，胸膈痞闷，呃逆不适，舌苔白腻，脉弦滑。痰湿阻滞，筋脉拘急，胃肠不和，气机逆乱，上盛下虚，眩晕乏力，舌上背面之左右上区边缘凸起，是颈项不舒之征，舌上背面呈倒三角病势，多见于眩晕症。

治法： 清热化痰，息风止眩。

处方： 清半夏 15g，天麻 20g，益母草 60g，茯苓 30g，太子参 20g，女贞子 30g，金银花 24g，橘红 30g，甘草 12g，葛根 45g，大血藤 45g，炒川楝子 12g。

七剂，日一副水煎服，每次 200mL，一日 2 次饭后温服。

二诊： 服用前药后，眩晕、乏力、睡眠改善良好，下肢仍怕冷。刻下症：舌淡红，倒三角病势消失，苔薄白，脉细弱乏力。

改方如下：

清半夏 15g，天麻 12g，益母草 60g，茯苓 30g，党参 30g，女贞子 30g，白术 24g，橘红 30g，槟榔 15g，葛根 45g，大血藤 45g，醋五味子 12g。

十四剂，日一副水煎服，每次 200mL，一日 2 次饭后温服。

后陪家人来诊，自述前症基本痊愈。

按：无痰不作眩，风动必涉肝，痰湿有来源，脾宜运化，胃宜消导，标本兼治，诸症消安。

案例 6 痰湿咳嗽

唐某，男 70 岁，2016 年 5 月 27 日初诊。

主诉：感冒后咳嗽喘息、肋骨疼痛 12 天。

简要病史：患者面色憔悴，精神不足，动则喘息，喉中有痰声，时咳嗽，痰稠浊，量少。经常感冒后咳嗽、胸闷持续一个多月以上，一年反复发作 3 次左右。今咽痒，常伴鼻塞，流清涕，喷嚏频频，恶寒头痛，肢节酸痛，右胁胀，输液十多天，吃了饭晚上睡不着。

听诊查其右肺支气管有痰鸣音征，肺部有哮鸣音。心脏搏动可，心律正常。四肢活动无障碍，二便可。

既往有支气管炎史，暴饮暴食习惯，无药物过敏、高血压、糖尿病及精神病史。

脉诊则脉弦滑紧，脉管外张，粗细不均，寸关间膨凸滑稠无力，尺沉弦动上冲。

舌诊特点：舌红暗苔白厚腻为主，中下焦舌苔有转黄化热之势。上区裂纹深长，伴纹有成川字纹之咳喘痰炎态势，右侧边缘舌质苔净，右上中区显著凸起，显示颈项不舒，肺胀胸闷、胁肋疼痛等症。中下焦苔厚腻，津液黏稠，舌下腹面中区及右肺信息区痰湿弥漫模糊之态，右中区撇纹，局部有郁络扩张明显，下区皱襞展延到下肢信息区，小郁络隆起增粗，水湿弥漫，示有下肢络脉瘀滞之征。

具体舌象见图 6-11、图 6-12。

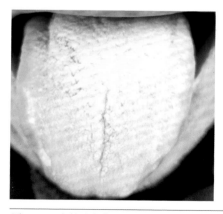

图 6-11 唐某舌上背面舌图

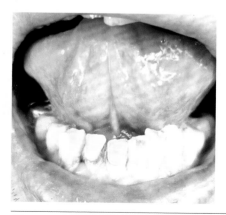

图 6-12 唐某舌下腹面舌图

中医诊断：

① 痰湿咳嗽（慢性支气管炎急性发作）；

② 气滞血瘀证（肋骨神经炎）。

辨证：饮食积滞，脾困胃胀，痰湿阻滞，上泛为痰，偶因外感，邪气引动，痰鸣喘息，化热烦扰，肢节不适，"胃不和而卧不安""脾为生痰之源，肺为蓄痰之器"。而脉弦滑而冲逆，舌红苔厚腻而黄，川字纹，局部凸起、郁络、水泽模糊等征，无不是痰湿咳嗽之慢性支气管炎急性发作，外感引动痰饮宿食，互做致病因素，而致迁延不愈、咳久牵涉胸胁疼痛等病证。

治法：健脾化痰，宣肺止咳。

处方：陈皮 30g，清半夏 15g，茯苓 20g，炒紫苏子 30g，蜜枇杷叶 45g，苦杏仁 6g，姜厚朴 30g，瓜蒌 20g，炒川楝子 12g，莱菔子 20g，神曲 30g，金荞麦 45g，黄芩 20g，桔梗 12g，炙甘草 12g。

七剂，日一副水煎服，每次 200mL，一日 2 次饭后温服。

饮食禁忌奶肉荤腥辛辣厚腻之品，宜清淡饮食。

二诊：患者自述服用前药后，初期咳嗽痰多，易咯出，心胸宽畅，憋闷难受感消失，睡眠质量好转，但仍气短乏力等。

改方为香砂六君丸水丸方如下：

木香 20g，砂仁 12g，红参 12g，炒白术 12g，茯苓 18g，大枣 15g，炙甘草 12g，陈皮 20g，清半夏 15g，蜜款冬花 30g，五味子 10g，白果 12g，紫河车 6g，黄芪 20g，女贞子 20g，硫黄 3g，菟丝子 20g，干地黄 15g。

7 剂量，研粉成水丸，一日 2 次，每次 6g，温水冲服。饮食禁忌如前。

3 个月后，介绍他人来诊，代为告知其咳喘一直未作，基本痊愈。

按：俗曰："外不治癣，内不治喘"，说的是此类疾病容易复发，标本之辨证，必须理清，辨证论治，理法方药，先后补泻，衔接无误，有的放矢，方可完满，治愈收功。

案例7 咽异感症

刘某，女46岁，2017 年 9 月 12 日初诊。

主诉：咽部异物梗塞感 3 个月，加重 4 天。

简要病史：患者面色晦暗不泽，下眼睑虚浮，精神差，口干舌燥，时叹息哈欠，自述郁闷、心情不开朗，梦多，呃气顶逆，胸胁胀满，担心过度，胃肠不和，腹胀，身心疲劳，气短乏力，皮肤干痒，脊柱侧弯，筋膜炎，安全感不足。有糖尿病十多年，甲状腺功能减退，甲状腺结节，慢性萎缩性胃炎，中度肠上皮化生，食道反流，有一次仅流液过多引起呛咳，晚上差点呛死，咽部异物梗塞感3个月，加重4天。嗓子咽不下下水，药也喝不进去，越想越咽不下去。睡眠障碍，心浮气躁。沉不住气，悲伤欲哭，抑郁状态。二便正常，其他略。

既往有慢性萎缩性胃炎、糖尿病、甲状腺功能减退等，无药物过敏、高血压、精神病史等。

脉诊则右脉整体枯凹弦细，寸关稍凸，沉取郁滑无力，关沉尺弱，左沉弦细涩无力，脉道胀感，寸关间稍凸，关沉尺浮厚硬无活力。

舌诊特点：舌胖大齿痕，淡暗有瘀点瘀斑，舌上背面上区多点纹聚集，有瘀点，脾脏信息区局部膨隆感，中下区有舌苔腻滞偏厚，舌裂纹如蛇纹存在，两侧缘苔净齿痕明显，津液黏稠度高，有拉丝涎沫之兆。

舌下腹面之中区斑白不泽，四肢信息区充血水湿弥漫模糊征等。舌系带根部有囊性痔疮信息征。

具体舌象见图6-13、图6-14。

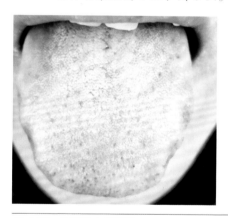

图6-13 刘某舌上背舌图

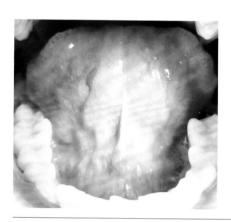

图6-14 刘某舌下腹面舌图

中医诊断：
① 郁证（咽异感症）；
② 消渴病（糖尿病）；
③ 虚劳（甲状腺功能低下）。

辨证：情绪不畅，郁闷憋屈，不善排解，唉声叹气，气滞血瘀痰凝，脏腑百骸瘀滞不畅，症瘕积聚频作，咽喉不利，吐之不出，咽之不下，如物梗阻，饮食无碍，实为梅核气，即咽异感症。甲状腺结节、甲状腺功能减退。心血暗耗，津液不足，口干舌燥，筋脉拘急，肌肤失养，皱糙发痒脱屑，脾虚失运，脂液不化，痰湿阻滞，流注四溢，四肢困重，疲软乏力，形成消渴病。

治法：开郁调痰，滋阴润燥。

处方：清半夏 9g，苏子叶 30g，厚朴花 30g，竹茹 45g，木蝴蝶 15g，天冬 20g，绿萼梅 15g，北沙参 30g，天花粉 15g，牡蛎 30g，桔梗 15g，甘草 12g。

七剂，日一副水煎服，每次 200mL，一日 2 次饭后温服。

嘱保持开朗心态，饮食禁忌辛辣厚腻之品，宜清淡饮食。

二诊：患者自述服用前药后，有几天咽喉梗阻异物感突然消失，后有所反复，但基本无大碍，饮食喝水无碍，情绪好转，睡眠改善。

后以此方义，改为泡饮方常服，方剂如下：

金银花 9g，天冬 9g，桔梗 9g，甘草 3g，天花粉 5g，玉竹 6g，射干 3g，木蝴蝶 1g，白矾 1g。

日一副，水泡当茶饮。

自述服此方后，咽喉部再没有明显异物难受感。

按：郁证多变，气郁主轴，伤阴痰滞，咽喉不利，小症候牵扯大系统，适宜小方，茶饮频频，利咽除烦，滋阴消痰。

案例8 结肠炎

张某，男 54 岁，2018 年 9 月 12 日初诊。

主诉：腹痛腹泻一年余。

简要病史：患者面色差，萎黄不泽，精神可。鼻腔干涩、遇冷过敏，流涕咳嗽，口干舌燥，胃肠不和，腹胀腹痛，便溏次数多，量少，有黏液便，一日 4 次以上。患者情绪不畅，忧心忡忡，患得患失，焦虑强迫，睡眠障碍。脐腹部得温按则安，畏寒肢冷，不耐疲劳。

既往无三高症、药物过敏史及精神病史等。

脉诊则左关浮滑粗，整体无力，左寸尺沉弱，右右凉于左，关凸滑粗弦，右寸关膨凸虚大无力，尺沉凉无力。

舌诊特点：舌体呈梯形病势图，舌质淡暗，局部膨大有齿痕，裂纹贯通上下舌区，中区交叉丰字纹，下区苔厚腻微黄，舌质粗糙偏老，津液耗损偏稠，舌尖多点纹明显聚集，有小川字纹，左右上区偏凸起，有肺气不利，痰湿阻滞，咳喘痰炎之病程史。舌体紧张性高，焦虑状态。舌下腹面之中下区郁络膨裸于舌面，局部有小瘀点散现于中区内，提示可能有腺体增生样改变。

具体舌象见图 6-15、图 6-16。

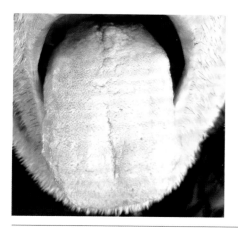

图 6-15　张某舌上背面舌图

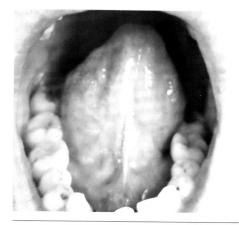

图 6-16　张某舌下腹面舌图

中医诊断：

① 寒热错杂证（结肠炎）；

② 鼻渊（过敏性鼻炎）。

辨证：患者上热下寒，寒热错杂，口干舌燥，大便稀溏，黏液便，腹痛腹泻，经久不愈。鼻炎过敏体质，畏寒肢冷，阳虚血弱之态，纳差疲倦，得温则舒，寸浮大，尺沉凉乏力。舌体刚直，紧张度增高，舌质苍老，津液稠浊，舌淡暗，苔腻厚而稍黄，舌胖有齿痕，裂纹深长下，中区有交叉丰字纹征，提示黏膜细胞增生等，应做胃肠镜检查。舌尖多点纹，有小川字纹征等，提示肺气不利，黑色郁暗尖点纹多提示是鼻炎过敏体质，多有咳喘痰炎病史。舌下腹面的中下区充血明显，且有郁络和散在小瘀点，提示肠道黏膜病变可能。

治法：补虚泄实，调和肺脾。

处方：麻黄 6g，黑附子 12g，细辛 3g，炮姜 45g，乌梅 30g，炙甘草 20g，鱼腥草 45g，天麻 12g，葛根 30g，赤石脂 60g。

七剂，日一副水煎服，每次 200mL，一日 2 次饭后温服。

嘱保持好心态，饮食禁忌辛辣厚腻之品，宜清淡饮食。

二诊：患者自述服用前药后，口干舌燥，鼻炎好转，大便次数减少一次，有些成形。

原方去掉天麻，加肉豆蔻 30g、红参 12g、白及 12g 续用十四剂，后其大便归于正常，以补脾益肠丸巩固之。

按：舌脉一体，信息相通，浮脉之征。此证多容易复发，脾肾顾护之丸药，宜常间服。

案例 9 湿疹

　　许某，女 20 岁，2021 年 5 月 18 日初诊。

　　主诉：面部湿疹皮炎 12 天。

　　简要病史：患者面色可，颧骨及额头处散在湿疹，自觉发痒，有皮炎损害，自述住校期间喜荤厌素，不常吃蔬菜，以外卖为主，偶有月经失调延期的表现。

　　刻下：口干舌燥，皮肤瘙痒，纳差腹胀，睡眠差。既往健康，其他略。

　　脉诊则六脉弦滑，局部热燥谐振波。

　　舌诊特点：舌上背面之舌体边缘苔净，舌质淡白胖大齿痕，舌苔厚腻秽浊不清，津液黏稠拉丝感，呈菱形病势图。舌下腹面以中区为主，水湿弥漫，苍白模糊不清征，舌体紧张度偏高。

　　具体舌象及局部表现见图 6-17 ～图 6-19。

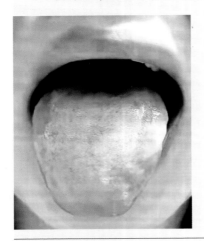

图 6-17　许某初诊舌上背面舌图

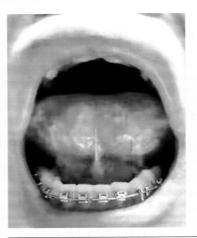

图 6-18　许某初诊舌底腹面舌图

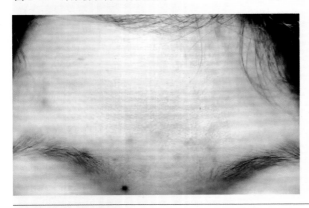

图 6-19　许某初诊时局部皮炎

中医诊断：

湿热外泛（湿疹）。

辨证：患者饮食厚腻，喜荤厌素，作息不规律，脾湿困顿，水液代谢失常，胃肠呆滞，纳差痞满，郁而化热，湿热外泛，痰湿流溢，肌肤失养，红肿热痛，湿痒流液，热扰心烦、睡眠障碍，舌胖水滑，苔腻滞秽浊，舌底水湿弥漫，模糊不清之态。病在中焦，故呈菱形病势。

治法：清热利湿，养血润肤。

处方：大黄4g，白芷24g，羌活15g，野菊花30g，凌霄花24g，生地黄30g，忍冬藤45g，连翘20g，淡竹叶12g，白附子20g，龙胆草20g，白鲜皮30g。

七剂，日一副水煎服，每次200mL，一日2次饭后温服。

嘱劳逸结合，饮食禁忌奶肉、辛辣厚腻之品，宜清淡饮食。

二诊：患者自述服用前药后，面部皮肤好转大半，舌图如图6-20、图6-21所示。

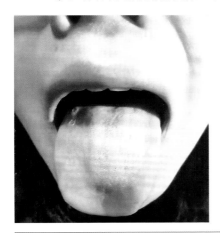

图6-20 许某二诊舌上背面舌图

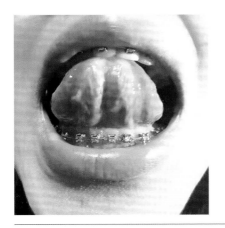

图6-21 许某二诊舌下腹面舌图

改方如下：

大黄 4g，白芷 24g，羌活 15g，野菊花 30g，生地黄 30g，忍冬藤 45g，紫草 12g，白附子 20g，龙胆草 15g，连翘 20g，白鲜皮 30g，黄芪 12g。

十剂，日一剂，水煎服，每次 200mL，一日 2 次，饭后温服。饮食作息注意事项同前。

按：湿疹皮炎，湿热外泛，多有滋食膏粱厚腻之品，古曰："饮食自倍，脾胃乃伤。"脂液水湿不化，郁而化热，泛溢皮表而损害，欲断其根，首要平衡膳食结构，才可防止复发可能。

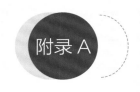

附录A　全息舌诊报告单

一、望舌体

1. 望舌神

有神：（舌神，即舌之神气。舌体运动灵活，舌色红润、鲜明光泽）

无神：（舌体运动异常，舌色晦暗，干枯无光）

预后：

2. 望舌色

（舌色即舌体颜色。一般分为淡红、淡白、红、绛、青、紫舌几种。）

3. 望舌形

（舌形，即舌体的形质，包括荣枯、老嫩、胖瘦、点刺、裂纹等方面特征）

4. 望舌态

（舌态，即舌体运动时的状态。舌体活动灵便，伸缩自如，为正常舌态，提示气血充盛，经脉通调、脏腑健旺。常见的病理舌态有舌体痿软、强硬、歪斜、吐弄和短缩等）

二、望舌苔

（望舌苔要注意苔质和苔色两方面的变化）

1. 望苔质

（苔质，即舌苔的质地、形态。主要观察舌苔的厚薄、润燥、腐腻、剥落等方面的改变）

2. 望苔色

（苔色，即舌苔之颜色。其变化主要有白苔、黄苔、灰黑苔三类，临床上可单独出现，也可相兼出现）

三、望舌下

舌下络脉和舌纹异常及临床意义：

1. 舌下络脉细短、色淡红、小络脉不显、舌色和舌下黏膜色偏淡者，多属气血不足。

2. 舌下络脉粗胀，或舌下络脉呈青紫、紫红、绛紫、紫黑色，都属血瘀的征象。

3. 九区分论：各脏腑信息区之瘀点瘀斑、凸起、斑驳模糊、囊瘤体质辨别等。

4. 五脏六腑四肢百骸，生殖泌尿、七情六淫等因素。

四、望舌纹

分析舌下腹面和舌上背面之舌纹的纵横、交叉、长短、宽窄、深浅、曲直、聚散形态、颜色、津液的枯荣黏稠度等的表现，以及与所涉全息脏腑信息区域的关系，来解析病因、病位、病机、病势的情况，以及对疾病转归预后做出准确判断。

五、辨证论治

（可分论舌上背面和舌下腹面的辨证，综合定之）

1. 脏腑辨证

2. 卫气营血辨证

3. 三焦辨证

4. 络病辨证

5. 三部九区脏腑（须善用病势图）辨证

6. 三部九区心理历程辨证

7. 三部九区人生社会信息解析

8. 综合最适合之辨证

9. 治则

10. 方药

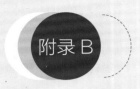

欲识来君百病源，舌部气色仔细观。

五部五色主五脏，表里虚实全昭然。

若问舌诊有何难，五色动态是关键。

舌部多人重叠影，多重层次要分清。

舌为心窍主脾胃，脑肾肝胰外生殖。

舌淡苔薄胃气存，纵然有病亦无碍。

有根之苔从舌生，紧贴舌面铺均匀。

无根之苔厚一片，四围净洁如涂面。

苔之五色分表里，苔之厚薄晓内外。

表寒均薄各症兼，邪积苔厚内多实。

腐苔松厚揩即去，正虚邪化阴有余。

腻而黏舌刮不脱，痰湿居中阴阳遏。

腐苔如霉或如脓，胃气败坏内有痈。

表证薄白腻属痰，用药审慎防变幻。

由白而黄正胜邪，白黄灰黑渐加重。

舌苔骤退不渐化，邪气内陷病危急。

染苔一事要分清，枇杷橄榄变黄黑。

白苔表湿并虚寒，苔白而滑感风寒。

舌红苔白风瘟起，白苔转黄邪传里。

白苔降底湿热伏，白苔黏腻主痰湿。

虚症苔白多明净，舌嫩苔滑为阳虚。

苔黄主病属里热，微黄不糙初传里。

黄而干糙里已热，舌苔骤黄阳明实。

黑生芒刺或发裂，热深腑实阴液伤。

黄而滑腻痰湿热，黄而舌嫩为脾虚。

津润而冷为有湿，边尖齿印亦痰湿。

灰苔主病阴阳辩，由黄转灰热传里。

苔灰薄滑三阴结，苔灰黑滑主痰饮。

灰黑渐来里热深，黑而糙裂热极盛。

平素痰饮苔灰黑，舌面润滑无险症。

淡红明润气血充，干枯无血气将绝。

心火炎上尖赤色，红在两边热肝胆。

头痛失眠舌尖红，内热深重深红赤。

舌心干红阴液劫，镜面舌则多主凶。

舌红而绛热传里，舌绛鲜明心包热。

干枯而萎肾涸竭，兼见嗌干命将倾。

绛红少苔或舌裂，阴精将竭命难全。

绛而黏腻湿挟痰，芳香化浊神功见。

紫舌主病分阴阳，舌紫苔黄内积热。

青紫浮滑中三阴，酒客瘀血舌紫斑。

中心白滑醉伤寒，紫舌肿大酒毒患。

光蓝无苔元气败，冲心危难命难全。

舌蓝苔粉秽浊瘟，黄腻苔浊湿瘟热。

黑主热重有阴阳，嫩滑而润寒极殃。

粗涩干焦极热盛，坚敛苍老热壅结。

浮肿虚寒亦痰湿，娇嫩齿印病属虚。

纹在舌质如碎瓷，血热阴虚多见此。

光剥阴伤病情重，无苔之舌定主死。

舌生芒刺有黄黑，不论先后均化燥。

舌体肿大痰热饮，瘦瘪诸虚证更急。

瘦绛阴亏动无力，舌见淡红气血虚。

舌体强硬风火痰，舌强瘫痪入心脾。

赤肿而硬苔灰浊，无力颤动气血弱。

伸舌不便病有三，燥寒痰涎病经脉。

舌强语謇风痰黏，舌歪一侧中经络。

吐恶舐舌心脾热，小儿惊风亦常见。

光红无苔病已深，舌卷囊缩命顷刻。

熟读舌诊七诀歌，再世华佗神话传。